Julia Trur

Gesund mit ätherischen Ölen

HERBIG HAUSAPOTHEKE

Mit vielen Tipps & Rezepten

Naturdüfte für Körper und Geist

herbig

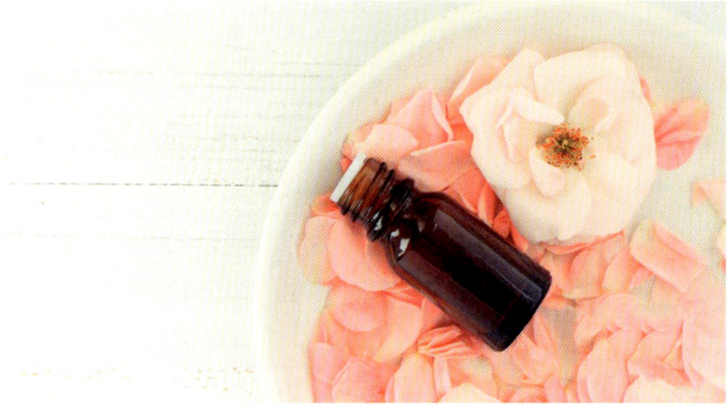

Inhalt

Vorwort 4

Die gesunde Kraft der ätherischen Öle 7
Anwendungsbereiche ätherischer Öle 7
Was sind ätherische Öle? 8
Gewinnung der ätherischen Öle 8
Inhaltsstoffe und Wirkung 9
Sicherer Umgang mit ätherischen Ölen 10
Im Trio für die Gesundheit 13

Duftmischungen selbst herstellen und anwenden 17
Mischungen zur Hautpflege 17
Mischungen zur Raumbeduftung 20

Kurzporträts ätherischer Öle & Co 23

Ätherische Öle für jeden Tag 43
Gesunder Mund 43
Hallo wach & volle Konzentration 48

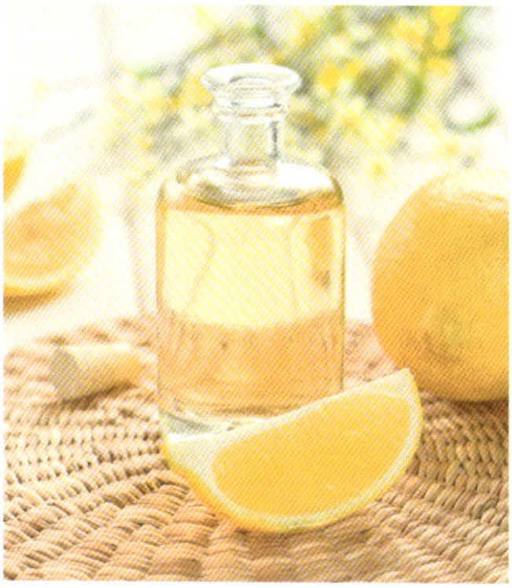 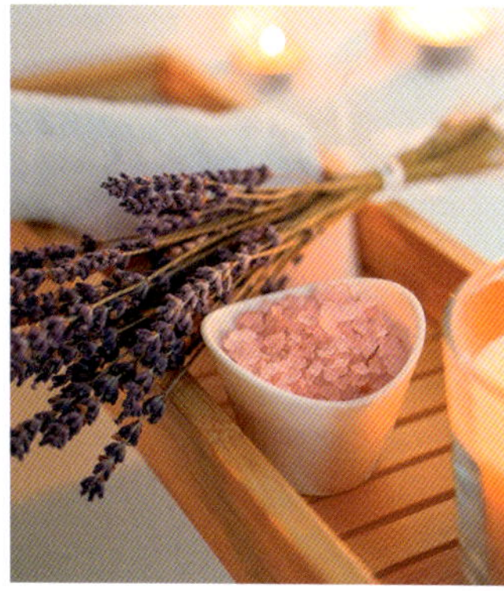

Gute Laune 52
Entspannter Schlaf 54
Mein Ausgleich 59
Starkes Immunsystem 62
Gesunde und schöne Haut 68
Exkurs: Ätherische Öle für Babys 76

Schnelle Hilfe mit ätherischen Ölen 81
Atemwegsinfektionen 81
Störungen des Verdauungstrakts 95
Rund um die Bewegung 102
Hautprobleme 107
Spannungskopfschmerz 116
Frauenthemen 119

Literaturverzeichnis 125

Vorwort

Ätherische Öle sind wohlriechende kleine Kraftpakete. Sie stammen aus Duft- und Heilpflanzen und besitzen hilfreiche Inhaltsstoffe, die sowohl über unsere Haut und die Schleimhäute als auch über unsere Nase ihre Wirkung entfalten. Auf diese Weise können ätherische Öle zum Beispiel unser Immunsystem unterstützen, eine schnelle Hilfe bei Spannungskopfschmerz sein oder einen guten Schlaf fördern. Auch auf die Psyche wirken sich viele ätherische Öle positiv aus. Abhängig von ihrer Beschaffenheit können sie zum Beispiel unsere Stimmung erhellen, uns beruhigen oder unsere Konzentration fördern.

Angesichts ihrer Vielseitigkeit wundert es nicht, dass ätherische Öle immer beliebter werden und sogar Einzug halten in die Hausapotheke. In diesem Buch entführe ich Sie in die faszinierende Welt der Naturdüfte und teile mit Ihnen meine Begeisterung und mein Wissen um diese kraftvollen Begleiter aus der Natur.

Ein sinnvoller und richtiger Umgang mit passenden Dosierungen schafft die wichtige Grundlage, um Unwohlsein und kleinen Wehwehchen mithilfe der wertvollen Öle zu begegnen. Doch ätherische Öle, Pflanzenwässer & Co leisten nicht nur Erste Hilfe, sie lassen sich ebenso in der Schönheitspflege hervorragend einsetzen, etwa als duftende Gesichtsöle und wirksame Körperpflegeprodukte.

Für Ihr Wohlbefinden im Alltag stelle ich Ihnen überdies viele einfache Rezepte zum Selbermischen vor. Passend zu den Rezepten finden Sie Kurzporträts meiner persönlichen Favoriten unter den ätherischen Ölen. Als Ergänzung zu den Naturdüften empfehlen sich fette Pflanzenöle und Pflanzenwässer. Sie bilden die Grundlage für etliche Do-it-yourself-Produkte. Und wer schon etwas Erfahrung beim Selbermachen

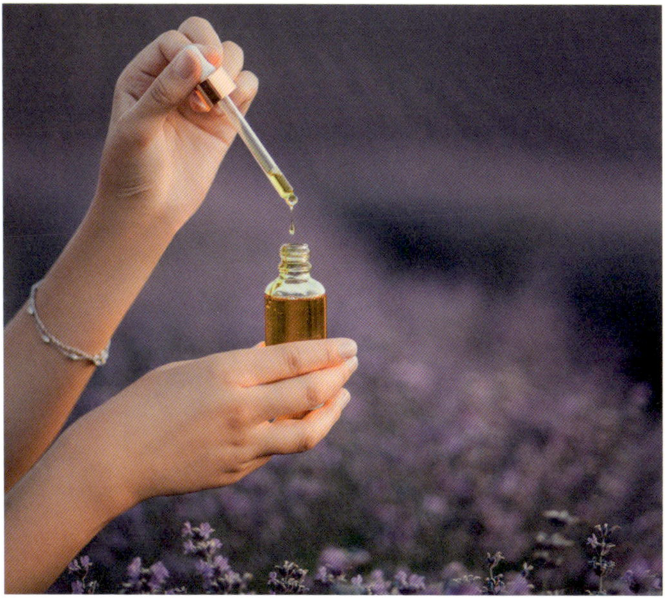

der duftenden Helfer gesammelt hat, kann anhand der Dosierungstabellen im Kapitel »Duftmischungen selbst herstellen und anwenden« kreativ werden und eigene aromatische Mischungen komponieren.

Ich wünsche Ihnen viel Freude beim Mischen und Anwenden der wohlriechenden Rezepte und viel Gesundheit!

Duftende Grüße
Julia Trunzer

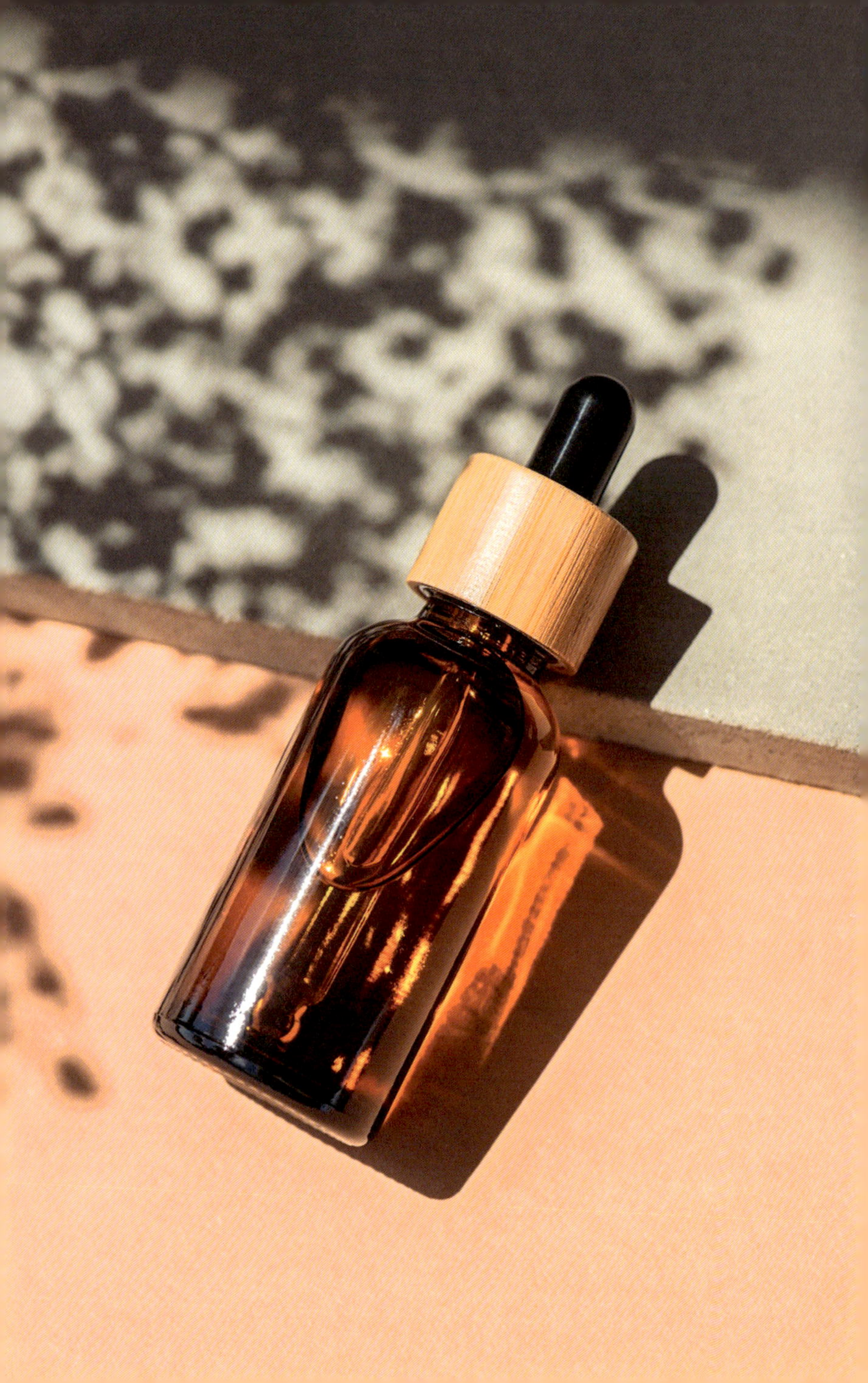

Die gesunde Kraft der ätherischen Öle

Für die Hausapotheke und zur Förderung des Wohlbefindens im Alltag kommen verschiedenste Produkte infrage – warum sind aber gerade ätherische Öle so hilfreich und sinnvoll? Wie wirken sie? Und was muss beachtet werden? Das sehen wir uns einmal genauer an!

Ätherische Öle wirken auf zwei Ebenen, sowohl auf den Körper als auch auf die Psyche. Auf körperlicher Ebene ist die immunstimulierende und infektreduzierende Qualität einiger Öle interessant (z.B. Orange, Zitrone). Das schmerzlindernde Pfefferminzöl ist eine Erleichterung bei Kopfschmerzen. Echter Lavendel wirkt dagegen hautpflegend und wird erfolgreich bei verschiedenen Hautproblemen eingesetzt.

Abgesehen vom körperlichen Effekt spielt auch die Wirkung auf die Psyche eine große Rolle bei der Anwendung ätherischer Öle. Echter Lavendel beispielsweise beruhigt, Zitrusschalendüfte wie Zitrone wirken stimmungshebend und anregend.

Anwendungsbereiche ätherischer Öle

Aufgrund ihres breiten Wirkspektrums finden ätherische Öle in den verschiedensten Bereichen Anwendung: in der allseits bekannten Raumbeduftung, in Wellnessprodukten (z.B. Saunaaufgüsse) oder in Hautpflegeprodukten. Außerdem werden die naturreinen Düfte in der Aromaküche und in der privaten Haus- und Reiseapotheke eingesetzt. Therapeutisch nutzt man ätherische Öle in der Kranken- und Altenpflege. Von ausgebildeten Aromatherapeut*innen, Heilpraktiker*innen, Hebammen und Ärzt*innen werden sie in der professionellen Aromatherapie angewandt.

Was sind ätherische Öle?

Ätherische Öle werden als duftende, flüchtige, sekundäre Pflanzenstoffe in bestimmten Pflanzen gebildet und zum Beispiel in Blüten, Blättern oder Wurzeln gespeichert. Sie dienen der Pflanze als Schutz vor Schädlingen oder zum Anlocken von Insekten, auch bewahren ätherische Öle die Pflanzen vor Krankheiten. Ein Beispiel dafür sind phenolische Verbindungen in Thymian c.t. Thymol, die Bakterien, Viren oder Schimmelpilze abwehren. Ätherische Öle helfen der Pflanze zudem, sich gegen Wärme oder Kälte zu wappnen. So schützt etwa das ätherische Öl der Rose die Blüten der Pflanze vor Kälte.

Gewinnung der ätherischen Öle

Je nach Pflanze erfolgt die Gewinnung ihrer ätherischen Öle durch verschiedene Verfahren, die mehr oder weniger aufwendig und auch kostenintensiv sind.

WASSERDAMPFDESTILLATION

Über 80 % der naturreinen Düfte werden durch Wasserdampfdestillation gewonnen. Dafür wird in einem speziellen Kessel Wasser erhitzt. Der heiße Wasserdampf strömt anschließend durch das darüberliegende Pflanzenmaterial. Auf dem Weg durch die Destille führt der Dampf ätherische Öle mit. Nach dem Abkühlen wird das Öl-Wasser-Gemisch aufgefangen. Da die meisten ätherischen Öle leichter sind als Wasser, schwimmen diese obenauf und können so getrennt werden. Das Kondensat enthält max. 1 % ätherisches Öl und wasserlösliche Bestandteile und wird als Pflanzenwasser (Hydrolat) bezeichnet.

KALTPRESSUNG

Ätherische Öle der Zitrusschalendüfte werden meist mithilfe der schonenden Kaltpressung gewonnen. Bei ätherischem Ol aus Zitrusfrüchten ist es besonders wichtig, auf Bioqualität zu achten, um Rückstände wie Pestizide zu vermeiden.

WEITERE GEWINNUNGSVERFAHREN

Manche ätherische Öle können weder durch Wasserdampfdestillation noch durch Kaltpressung gewonnen werden. Oftmals bedient man sich dann der sogenannten Extraktion. Hierbei werden flüchtige Lösungsmittel (z.B. Hexan oder Ethanol) verwendet. Beim Extraktionsverfahren entstehen sogenannte Absolues oder Resinoide, das sind hochkonzentrierte Duftstoffe. Bei dem Einsatz von chemischen Lösungsmitteln ist darauf zu achten, dass die ätherischen Öle rückstandskontrolliert sind. Weitere mögliche Gewinnungsverfahren sind Kohlendioxid-Extraktion und Enfleurage, ein bereits in der Antike bekanntes Verfahren mithilfe von Fett.

Interessant

Zur Gewinnung von 1 Liter ätherischem Öl werden beispielsweise 3000–6000 kg Rosenblüten oder 200 kg Zitronenschalen benötigt.

Inhaltsstoffe und Wirkung

Ätherische Öle sind Vielstoffgemische, was bedeutet, dass in einem einzigen ätherischen Öl viele verschiedene Inhaltsstoffe enthalten sind. Rosenöl enthält sogar mehr als 400 unterschiedliche Stoffe! Für die Wirkung eines Naturdufts reichen oft schon geringe Mengen einer einzelnen Komponente. Als eine der wichtigsten Gruppen von Inhaltsstoffen gelten die Monoterpene. In großen Mengen sind sie in Zitrusdüften und Nadelholzdüften zu finden, welche die Lebensfreude fördern.

Ätherische Öle werden durch Nase, Schleimhäute oder Haut aufgenommen. Durch ihre Fettlöslichkeit dringen sie in die Haut ein und gelangen in kleiner Menge in den Blutkreislauf. Somit wirken sie auf den gesamten Körper und werden anschließend wieder ausgeschieden.

Erreichen Duftmoleküle durch die Nase die Riechschleimhaut, werden sie in ein elektrochemisches Signal umgewandelt. Durch die Freisetzung von Botenstoffen im limbischen System im Gehirn werden allein durchs Riechen unsere Gefühle beeinflusst. Es gibt Düfte, die anregend wirken, andere beruhigen uns. Grundsätzlich gilt: Ein Duft muss gut gefallen, damit er auch guttut.

Sicherer Umgang mit ätherischen Ölen

Ätherische Öle sind unkompliziert anzuwenden, dennoch gibt es ein paar grundlegende Dinge zu beachten: Innerlich dürfen sie nur unter therapeutischer Aufsicht eingenommen werden. Wer Kinder hat, sollte ätherische Öle stets kindersicher lagern und auf einen kindersicheren Verschluss achten. Der Kontakt mit Augen, sensiblen Hautstellen und Schleimhäuten ist unbedingt zu vermeiden.

Aufgepasst!

Ätherisches Öl nie in Berührung mit den Augen bringen! Bei Kontakt mit den Augen gründlich mit Wasser ausspülen und einen Arzt rufen.

Ätherische Öle sollte man nicht pur auf die Haut geben, auch nicht pur ins Badewasser, sondern zusammen mit einem geeigneten Träger (z.B. fettes Pflanzenöl, Pflanzenwasser, Salz, Sahne) verwenden. Hierbei ist auf das Mischungsverhältnis zu achten.

Vor der Anwendung einer Mischung können Sie einen Armbeugetest durchführen, um die persönliche Hautverträglichkeit zu prüfen: Dazu 1–2 Tropfen ätherisches Öl mit 1 Esslöffel fettem Pflanzenöl mischen und auf die Haut der Armbeuge auftragen. Wenn nach 10–20 Minuten keine Hautreaktion auftritt, kann die Mischung verwendet werden. Kam ätherisches Öl doch einmal pur auf die Haut, dieses mithilfe eines Tuchs, das mit Pflanzenöl benetzt wurde, entfernen.

Wissenswertes zur Haltbarkeit

- Aufgrund verschiedener Inhaltsstoffe sind ätherische Öle nach dem Öffnen der Flasche unterschiedlich lang haltbar (Angaben hierzu im Kapitel »Kurzporträts«). Achten Sie daher auf das Haltbarkeitsdatum, das auf dem Etikett der Flasche angegeben ist.
- Nach jedem Öffnen das Fläschchen schnellstmöglich wieder verschließen, um den Kontakt mit Sauerstoff zu reduzieren.
- Ätherische Öle bei Raumtemperatur und lichtgeschützt lagern.

QUALITÄT UND DOSIERUNG

Verwenden Sie ätherische Öle immer in Bioqualität und nur in zu 100 % naturreiner Form. Hochwertige Produkte erkennen Sie an den detaillierten Angaben auf dem Etikett: Bezeichnung der Ausgangspflanze (botanischer Name plus ggf. Chemotyp), Pflanzenteil, Herstellungsverfahren, Anbaumethode, Chargennummer, Herkunftsland, Produktionsort und Hersteller, unabhängige Zertifizierung, Füllmenge, Haltbarkeit nach dem Öffnen, Verwendungs- und Dosierhinweise sowie Sicherheitshinweise.

In Deutschland gibt es eine Deklarierung entweder als Bedarfsgegenstand, als Kosmetikum oder als Lebensmittel. Handelt es sich um ein Kosmetikum, erkennt man am Symbol des geöffneten Cremetiegels in Verbindung mit einer Zahl und dem Buchstaben M (für Monat) die Haltbarkeit nach dem Öffnen.

Wollen Sie ätherische Öle selbst mit Pflanzenölen oder Pflanzenwasser mischen, empfiehlt sich eine Dosierung von 1 % für großflächige Anwendungen, von bis zu 3 % für punktuelle Anwendungen. Zur Orientierung: 1 % sind ca. 20–25 Tropfen in 100 ml Pflanzenöl.

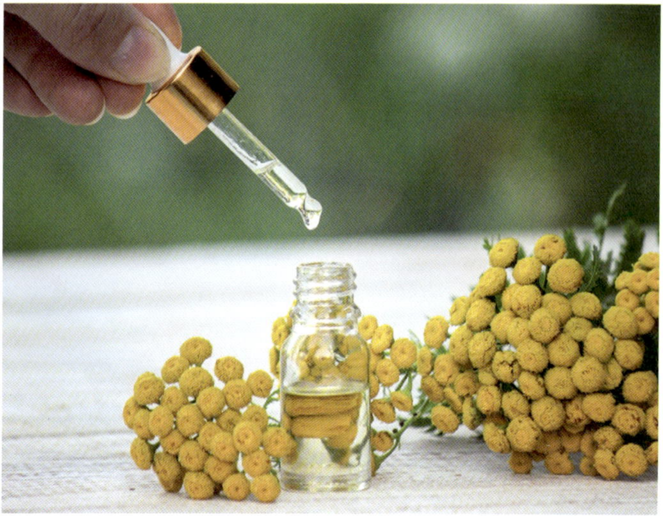

Meine 11 duftenden Lieblingsöle für die Hausapotheke

- Echter Lavendel – zur Beruhigung & Hautpflege
- Pfefferminze – zur Erfrischung & für einen klaren Kopf
- Teebaum – der Bakterien-Bekämpfer
- Cajeput – das Erkältungsöl für Groß und Klein
- Immortelle – heilt blaue Flecken & spendet Trost
- Orange – das Gute-Laune-Öl
- Zitrone – verleiht Frische & Konzentration
- Neroli – Helfer in Ausnahmesituationen & bei Angst
- Wintergrün – wärmt Muskeln & Gelenke
- Muskatellersalbei – für Frauenthemen & Kreativität
- Lorbeer – boostert Immunsystem & Willenskraft

Im Trio für die Gesundheit

Neben den Vorzügen naturreiner ätherischer Öle hinsichtlich der Raumbeduftung bringen sie auch verschiedene hilfreiche Eigenschaften als Hautpflegemittel mit und werden in Körper- und Massageölen, Einreibungen oder Balsamen verwendet. Sie haben es oben bereits gelesen: Für Hautanwendungen werden ätherische Öle mit einem geeigneten Träger verdünnt. Optimale Naturprodukte hierfür sind Pflanzenwässer (Hydrolate) und fette Pflanzenöle.

PFLANZENWASSER (HYDROLAT)

Die zart duftenden Pflanzenwässer, auch Hydrolate genannt, entstehen bei der Wasserdampfdestillation von Heil- und Duftpflanzen. Da sie im Gegensatz zum ätherischen Öl vor allem wasserliebende Inhaltsstoffe aufweisen, duften sie häufig anders als das entsprechende ätherische Öl der Pflanze.

Hydrolate enthalten ca. 99 % kondensierten Wasserdampf und nur max. 1 % ätherisches Öl, außerdem hautfreundliche Säuren. Nur die durch Wasserdampfdestillation gewonnenen Pflanzenwässer enthalten die jeweiligen charakteristischen Inhaltsstoffe. Mit einem pH-Wert von ca. 5,5 sind sie sehr hautfreundlich und können zum Beispiel als erfrischendes Körper- oder Gesichtsspray direkt auf die Haut gesprüht werden. In der Hausapotheke werden sie vor allem zur Herstellung von Schüttelemulsionen sowie für Wickel und Auflagen eingesetzt.

Gut zu wissen

Hydrolate in Bioqualität eignen sich hervorragend zum Erfrischen. Zusammen mit Pflanzenölen bilden sie eine ideale Grundlage zur Körperpflege. Wird die Haut vor einer Öleinreibung mit einem duftenden Pflanzenwasser besprüht, lässt sich das fette Pflanzenöl leichter auf der Haut verteilen und zieht schneller ein.

Haltbarkeit & Lagerung

Durch ihren hohen Wasseranteil sind Hydrolate im Handel meist konserviert erhältlich. Es gibt Pflanzenwässer, die mit mindestens 12 % Weingeist haltbar gemacht werden. In dieser geringen Dosierung (bis zu 20 %) wirkt der Alkohol nicht austrocknend auf die Haut. Allerdings ist bei offenen Hautstellen Vorsicht geboten, da es unangenehm brennen kann.

Darüber hinaus gibt es Pflanzenwässer, die mit anderen pflanzlichen Stoffen konserviert oder unter sterilen Bedingungen abgefüllt und regelmäßig überprüft werden. Die Haltbarkeit des jeweiligen Pflanzenwassers ist auf dem Etikett des Produkts vermerkt. Für die bestmögliche Haltbarkeit sollten Hydrolate bei gleichmäßig kühler Temperatur (ca. 8–12 °C) gelagert werden.

Meine 2 Pflanzenwässer für die Hausapotheke

- Rosenwasser – harmonisiert und beruhigt
- Orangenblütenwasser – hilft bei Angst und Stress

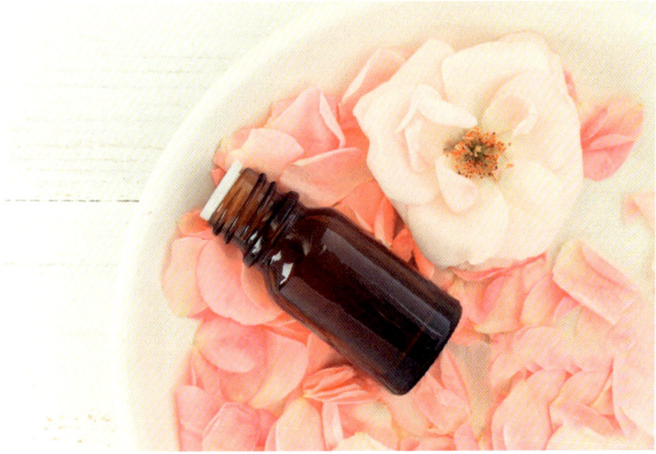

FETTE PFLANZENÖLE

Die passende Grundlage für Mischungen mit ätherischen Ölen bilden die Pflanzenöle. Sie enthalten viele wertvolle Inhaltsstoffe, zum Beispiel essenzielle Fettsäuren und Fettbegleitstoffe. Geachtet werden sollte auf Bioqualität und den Verzicht künstlicher Zusatzstoffe. Native Pflanzenöle dringen tief in die Haut ein und pflegen sie intensiv.

Pflanzenöle werden durch schonende Kaltpressung aus ölhaltigen Samen, Früchten und Nüssen gewonnen. Sie sind bekannt aus dem Lebensmittelbereich, aber auch als Hautpflegemittel sind sie sehr wertvoll: Die Haut wird gesund erhalten, die Zellregeneration gefördert, der Hautstoffwechsel und die natürliche Barrierefunktion der Haut unterstützt. Diese Wirkungen werden durch spezifische Fettsäuremuster und Fettbegleitstoffe (z.B. Farbstoffe) erzielt. Fette Pflanzenöle werden auch Basis- oder Trägeröle genannt, da sie eine ideale Grundlage für ätherische Öle sind.

Haltbarkeit & Lagerung

Fette Pflanzenöle sind unterschiedlich lange haltbar (z.B. Mandelöl ca. ein Jahr) und können ranzig werden. Daher ist es wichtig, das Haltbarkeitsdatum auf dem Etikett zu beachten. Nach dem Öffnen der Flasche sollte diese so schnell wie möglich wieder verschlossen werden, da der intensive Kontakt mit Sauerstoff die Öle schneller altern lässt. Für eine möglichst lange Haltbarkeit werden die Pflanzenöle lichtgeschützt (z.B. in Braunglasflaschen) und kühl aufbewahrt.

Meine 2 Lieblingsöle für die Hausapotheke

- Mandelöl – wirkt hautberuhigend und pflegend
- Johanniskrautöl – wirkt wundheilend und schmerzlindernd

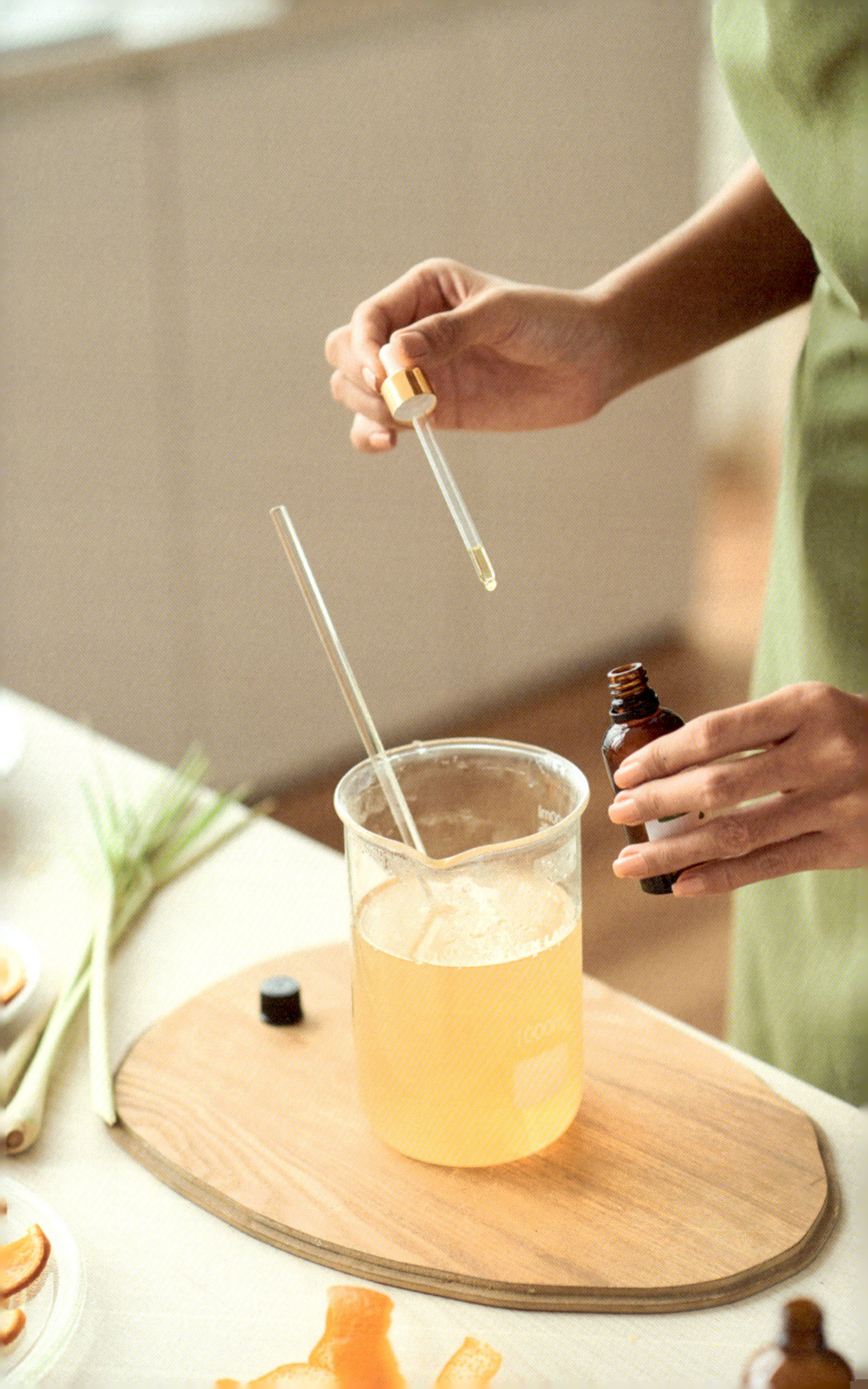

Duftmischungen selbst herstellen und anwenden

Ätherische Öle lassen sich je nach Bedarf und Vorlieben individuell mischen. Sei es für die eigene Naturkosmetik oder zur klassischen Raumbeduftung. Doch es ist wichtig, diese Do-it-yourself-Produkte richtig zu handhaben.

Alles, was auf die Haut aufgetragen wird, kann in den Körper gelangen. Und auch alles, was über die Nase aufgenommen wird, gelangt in den Körper. Daher sollte die Hausapotheke für die ganze Familie nur mit den besten Produkten ausgestattet sein und für individuelle Mischungen sollten Sie ebenfalls nur beste Ingredienzen verwenden.

Mischungen zur Hautpflege

Speziell bei Körperpflegeprodukten ist es sinnvoll und wichtig, auf die Inhaltsstoffe zu achten. Denn konventionelle Kosmetikprodukte enthalten teilweise bedenkliche Stoffe wie zum Beispiel Parabene. Um schnell herauszufinden, ob sich in Kosmetika solche potenziell gesundheitsgefährdenden Bestandteile verstecken, gibt es Apps wie ToxFox und CodeCheck.

Zwar gibt es hochwertige Bio- und Naturkosmetik mit unabhängigen Gütesiegeln (siehe Kasten), auf die man sich verlassen kann. Doch wer Kosmetikprodukte selbst herstellt, kann individuell bestimmen, welche Inhaltsstoffe für ihn richtig sind, und im wahrsten Sinne ganz persönliche Duftnoten setzen. Im Kapitel »Gesunde und schöne Haut« finden Sie bewährte Rezepte für selbst gemachte Gesichts- und Körperpflegeprodukte, aber natürlich können Sie ebenso gut mit Ihren

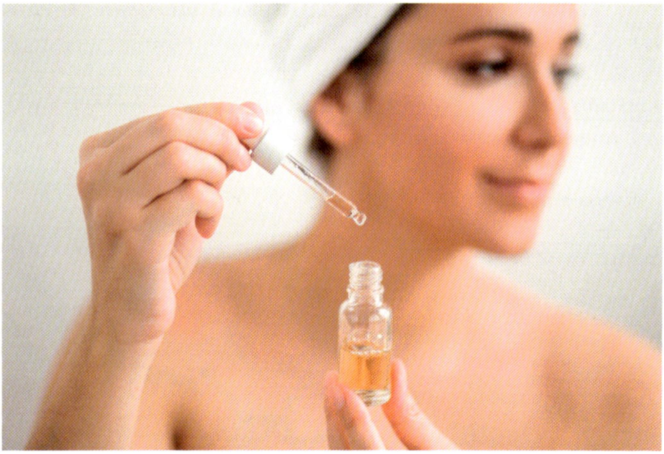

eigenen Düften experimentieren. Verwenden Sie auch bei den Basiskomponenten (fettes Pflanzenöl, Pflanzenwasser) Bioqualität, dann sind Sie auf der sicheren Seite.

Unabhängige Qualitätszertifizierungen

- Zertifizierte Wildsammlung: FairWild
- Biologisch-dynamischer Anbau: Demeter
- Kontrolliert biologischer Anbau: kbA
- Tierschutz: IHTN, Peta, Leaping Bunny
- Naturkosmetik: NATRUE, EcoCert, BDIH

Grundsätzlich gilt: Für die sichere Anwendung von ätherischen Ölen ist es wichtig, diese zu verdünnen. Denn nur wenige ätherische Öle (z.B. Echter Lavendel) eignen sich zur direkten, punktuellen Anwendung auf der Haut. Eine pure Dosierung sollte nur im Ausnahmefall und kurzfristig durchgeführt werden.

Im Normalfall beträgt der Anteil des ätherischen Öls bzw. der ätherischen Öle 0,5 bis 3 %. Als Orientierungshilfe gilt die Faustregel: 20–25 Tropfen ätherisches Öl auf 100 ml Basisöl (z.B. Mandelöl) entsprechen einer einprozentigen Mischung. Die folgende Tabelle erleichtert das Umrechnen.

Ätherische Öle richtig dosieren und verdünnen

Konzentration des ätherischen Öls	Anwendungsbereich	Dosierung in Tropfen			
max. 0,25 %	Säuglinge, sehr empfindliche Haut, Gesichtspflege	1	2	3	6
0,5 %	Kinder, Senioren, Schwangere	1	3	5	10
1 %	Schwangere, leicht duftende Körper- und Massageöle, Wellness	2	6	10	20
2 %	Teilkörperanwendungen	4	12	20	40
3 %	punktuelle und kurzzeitige Anwendungen	6	18	30	60
Fettes Pflanzenöl		10 ml	30 ml	50 ml	100 ml

Die Haltbarkeit von DIY-Produkten ergibt sich aus den verwendeten Inhaltsstoffen. Grundsätzlich sollten selbst gemachte Mischungen bei maximal 20 °C gelagert und nach 6 Monaten aufgebraucht werden.

Mischungen zur Raumbeduftung

Das Riechen beeinflusst uns sehr, da der Geruchssinn eng mit dem limbischen System verknüpft ist und Gefühle und Erinnerungen »gemeinsam verpackt« im Gehirn abgespeichert werden. Jeder einzelne Duft ist eine Zusammensetzung aus verschiedenen Duftmolekülen, die im Gehirn zusammen mit Empfindungen gespeichert wird. Ist uns ein Duft bereits bekannt und riechen wir ihn wieder, werden innerhalb von Sekundenbruchteilen Assoziationen abgerufen. Vielleicht erinnern wir uns an bestimmte Momente oder werden emotional.

Beim Betreten eines Raums ist der Geruch einer der ersten Eindrücke, der auf uns einströmt und unmittelbar signalisiert, was hier passiert. Wird man bei der Ankunft von Essensduft begrüßt, regt das den Appetit an, wohingegen sich »dicke Luft« unangenehm anfühlen kann. Riechen wir einen frischen Duft, fühlen wir uns wohl und atmen durch.

Mithilfe von Raumbeduftung mit natürlichen Düften können unerwünschte Düfte (z.B. nach dem Kochen oder auf der Toilette) neutralisiert werden, da naturreine Düfte eine luftreinigende Wirkung besitzen. Besonders geeignet sind hierfür frische Zitrus- und Walddüfte. Genauso kann eine gezielte Raumbeduftung für die erwünschte Atmosphäre sorgen.

Jeder Naturduft hat seine spezifische Wirkung auf Körper und Psyche. Manche Düfte fördern die Entspannung, andere heben die Stimmung. Je nach Bedürfnis und persönlichen Vorlieben können ätherische Öle für einen individuellen Raumduft kombiniert werden. Einige bewährte Rezepte sind hier im Buch zu finden, aber natürlich kann auch selbst ausprobiert werden. Für DIY-Produkte gibt es ein empfohlenes Verhältnis von Kopf-, Herz- und Basisnoten. Um welche dieser Noten es sich handelt, ist oftmals im Herstellerkatalog oder auf dem Fläschchen ersichtlich. Um eine ausgewogene Mischung zu erhalten, wählt man ein oder zwei Kopf-, Herz- und Basisnoten. Diese werden in folgendem Verhältnis gemischt: ein Teil Basisnote, zwei Teile Herznote, fünf Teile Kopfnote.

Bewährtes Mischungsverhältnis einer Duftkreation

- 5 Tropfen Kopfnote (z. B. Orange, Zitrone)
- 2 Tropfen Herznote (z. B. Neroli 10 %, Rose 10 %)
- 1 Tropfen Basisnote (z. B. Benzoe Siam, Patchouli)

Ätherische Öle oder ihre Mischungen lassen sich mit unterschiedlichen Mitteln in der Raumluft verteilen: ob mit der klassischen Duftlampe, einem Diffuser, Duftstein oder mithilfe eines Sprays. Hier bestimmt der Einsatzbereich die Wahl der Mittel. Auch sollte man nicht überdosieren, denn ätherische Öle sind hochwirksame Stoffe. Die folgende Tabelle gibt einen Überblick zum richtigen Maß.

Dosiertabelle zur Raumbeduftung

Womit	Wofür	Reichweite	Menge
Duftstein / -vlies	Bad, Auto, Schlafzimmer, Arbeitsplatz, Kinderzimmer u. a.	1 m	3–5 Tropfen
Duftlampe (Kerze)	Wohnzimmer, Büro, Küche	2–3 m	8–10 Tropfen ins Wasser
Duftlampe (elektrisch)	Wohnzimmer, Büro, Schlafzimmer, Küche	2–5 m	10–12 Tropfen ins Wasser
Raumspray	zur schnellen Raumbeduftung	2–3 m	10–50 Tropfen in 20 ml Alkohol und 30 ml Wasser
Aromavernebler (Diffuser)	Wohnzimmer, Büro	4–5 m	5–10 Tropfen ins Wasser
Duftbrunnen	Wohnzimmer, Büro	3–4 m	5–10 Tropfen ins Wasser

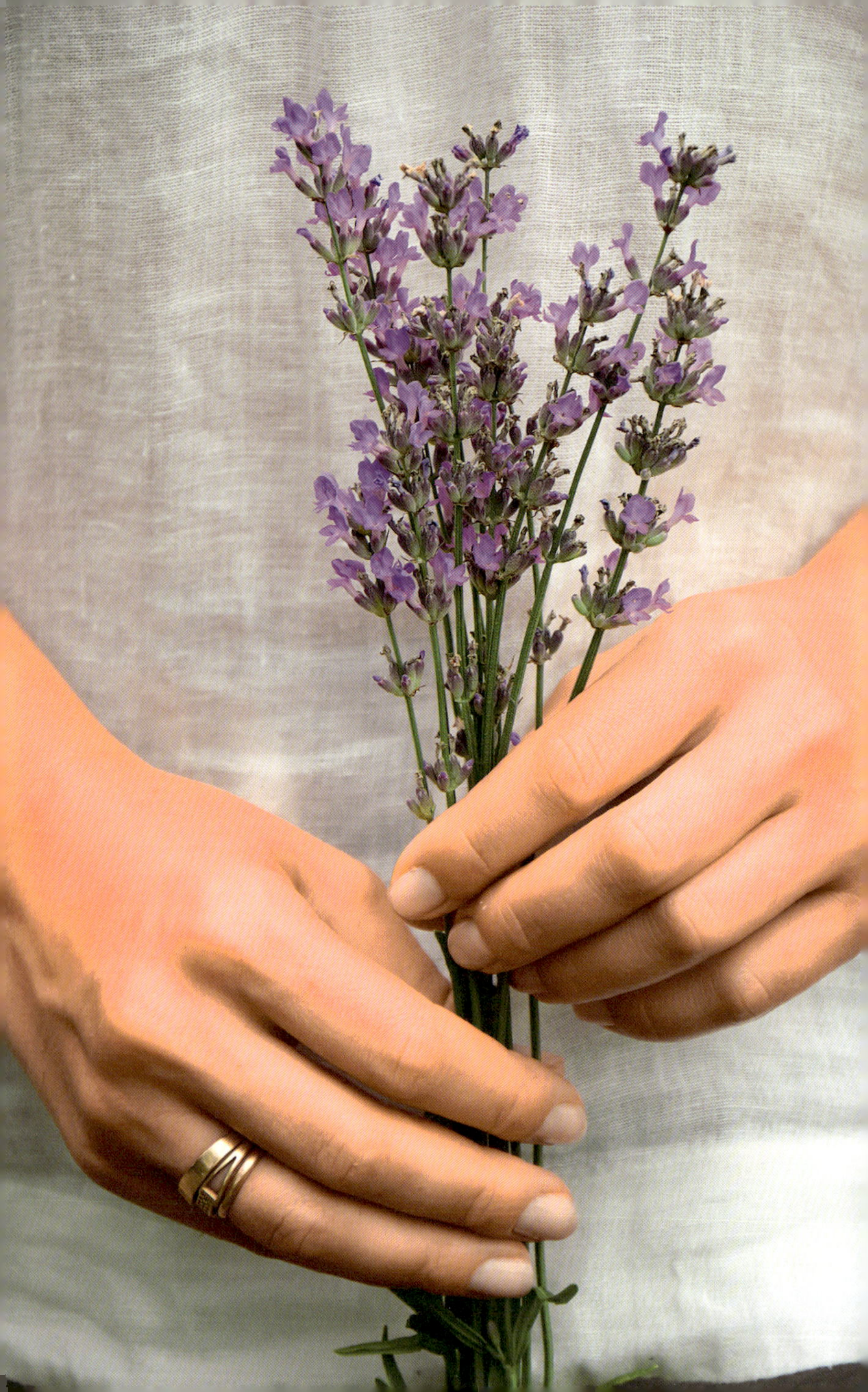

Kurzporträts ätherischer Öle & Co

Echter Lavendel

Beruhigung & Hautpflege

Botanischer Name: Lavandula angustifolia
Familie: Lippenblütengewächse (Lamiaceae)
Gewinnung: Wasserdampfdestillation des Krauts
Farbe des Öls: farblos
Duftnote: Herznote
Duftprofil: frisch, krautig, warm
Haltbarkeit nach Anbruch: 12 Monate

Die ursprüngliche Heimatregion des Lavendels sind die Küsten des Mittelmeerraums. Die Pflanze wird schon seit Jahrhunderten genutzt, beispielsweise verbrannte man Lavendelzweige zur Luftverbesserung in Krankenzimmern. Die alten Römer verwendeten Lavendelblüten als Badezusatz, woraus auch der Name der Pflanze entstand: **lavare** ist lateinisch und heißt »waschen«. Heutzutage findet vor allem das ätherische Öl Anwendung.

Lavendelöl ist ein Klassiker in der Aromatherapie und ein richtiger Alleskönner. Es wirkt ausgleichend und beruhigend. Wichtig hierfür ist allerdings eine niedrige Dosierung, weil ätherisches Lavendelöl in hohen Dosen leicht aktivierend wirken kann. Zudem ist es besonders hautverträglich und wundheilend, weshalb es oft bei Hautkrankheiten eingesetzt wird. »Lavendel fein« bezeichnet in der Regel das Öl von auf Feldern kultivierten Pflanzen des Echten Lavendels. Dagegen wächst »Lavendel extra« wild in Höhen von 800 bis 1200 Metern und wird von Hand geerntet. In der Hausapotheke wird das ätherische Öl zur Hautpflege und Entspannung genutzt.

Psychische Wirkung: angstlösend, aufbauend, ausgleichend, beruhigend

Anwendung: bei Angst, Gedankenkreisen, Nervosität, Stress

Körperliche Wirkung: antibakteriell, antimykotisch, entzündungshemmend, hautregenerierend, immunstärkend, insektenabwehrend, juckreizlindernd, krampflösend, raumluftreinigend, schlaffördernd, schmerzlindernd, wundheilend

Anwendung: bei Erkältung, Fieber, Kopfschmerzen, Muskelbeschwerden, Ohrenschmerzen, Schlafstörungen, Sonnenbrand, Verbrennungen, Wunden, Juckreiz, Vaginalpilz, zur Haut- und Narbenpflege

Gut zu wissen

Echter Lavendel ist nicht zu verwechseln mit der Kreuzung aus Speiklavendel und Echtem Lavendel, dem Lavandin (Lavandula x intermedia). Dessen ätherisches Öl kann anregend wirken.

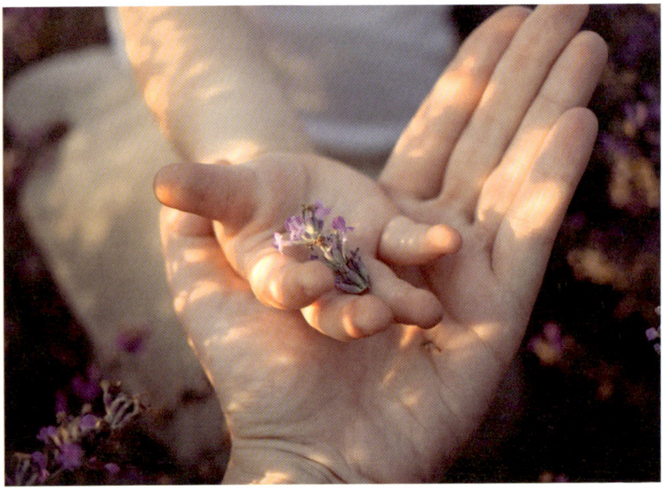

Pfefferminze

Erfrischung & Klarer Kopf

Botanischer Name: Mentha x piperita
Familie: Lippenblütengewächse (Lamiaceae)
Gewinnung: Wasserdampfdestillation des blühenden Krauts
Farbe des Öls: farblos
Duftnote: Kopfnote
Duftprofil: frisch, klar, kühl
Haltbarkeit nach Anbruch: 12 Monate

Die Echte Pfefferminze ist eine allseits bekannte Heilpflanze, die vielseitig genutzt wird. Wir kennen sie als Tee und zur Aromatisierung von Nahrungsmitteln, Zahnpasten, Kaugummis und Bonbons. Schon in alten Kulturen, etwa Ägyptens oder Chinas, wurde Pfefferminze für verschiedene Anwendungen eingesetzt.

Das ätherische Öl unterstützt die Wundheilung, ist entzündungshemmend und schleimlösend. Es wirkt krampflösend bei Verdauungsbeschwerden und hilft gegen alle Arten von Übelkeit. Die schmerzmildernde Wirkung, besonders bei Spannungskopfschmerzen, ist anhand placebokontrollierter klinischer Studien der Universität Kiel belegt: Die Studien konnten eine hohe Wirksamkeit bei Kopfschmerz vom Spannungstyp nachweisen.

Der klare Duft erfrischt, aktiviert den Geist, fördert die Konzentration und gehört durch seine vielseitigen Anwendungsmöglichkeiten in jede Hausapotheke.

Psychische Wirkung: aktivierend, konzentrationsfördernd

Anwendung: bei Konzentrationsschwäche, Lernschwierigkeiten

Körperliche Wirkung: antibakteriell, antimykotisch, antiviral, entzündungshemmend, krampflösend im Verdauungsbereich, kühlend, schleimlösend, schmerzlindernd bei Spannungskopfschmerzen, wundheilungsfördernd

Anwendung: bei Erkältungen, Juckreiz, Spannungskopfschmerzen, Müdigkeit, Übelkeit, Verdauungsbeschwerden in Form von Krämpfen, Wunden, zur Mundpflege

Gut zu wissen

Ätherisches Pfefferminzöl ist kein passender Badezusatz für Vollbäder, da es selbst in niedriger Dosierung einen Kühleffekt erzeugt. Außerdem ist es wegen der natürlich enthaltenen Inhaltsstoffe Menthol und Menthon nicht für Kinder unter 6 Jahren geeignet. In der Schwangerschaft sollten nur bestimmte Anwendungsformen (Raumbeduftung, Roll-on) und geringe Dosierungen zum Einsatz kommen.

Teebaum

Bakterien-Bekämpfer

Botanischer Name: Melaleuca alternifolia
Familie: Myrtengewächse (Myrtaceae)
Gewinnung: Wasserdampfdestillation der jungen Zweige und Blätter
Farbe des Öls: farblos bis gelb
Duftnote: Herznote
Duftprofil: frisch, krautig, würzig
Haltbarkeit nach Anbruch: 6 Monate

Teebaum ist ein traditionelles Heilmittel der Aborigines, die ihr Wissen um die Wirkung in Erzählungen weitergaben. Die Ureinwohner Australiens verwendeten die aromatischen Blätter zur Herstellung eines wirksamen Tees. Diese Anwendung wurde von Captain Cook und seiner Besatzung beobachtet und die Pflanze daraufhin mit »tea tree« betitelt. Australische Soldaten hatten Teebaumöl im Zweiten Weltkrieg als Notfallöl für Wunden dabei. Das ätherische Öl gilt als natürliches Antibiotikum und seine vielfältige Wirkung ist wissenschaftlich gut erforscht. Es fördert die Wundheilung, wirkt bei Hautpilz, Viruserkrankungen und Hautunreinheiten. Es ist ein beliebtes Mittel zur Mundpflege und lindert Zahnfleischprobleme. Bei Blasenentzündung wirkt es entzündungshemmend und bei Mückenstichen juckreizlindernd.

Ätherisches Teebaumöl ist hautfreundlich, sollte aber nicht über einen längeren Zeitraum pur angewendet werden, sonst kann die Haut austrocknen. Bei der Anwendung auf der Haut sollte grundsätzlich auf frisches Teebaumöl geachtet und Fläschchen nach dem ersten Öffnen innerhalb 6 Monaten aufgebraucht werden. Vor allem bei falscher (zu viel Kontakt mit Sauerstoff, Licht oder Wärme) oder zu langer Lagerung können die Inhaltsstoffe mit Sauerstoff reagieren und das Teebaumöl oxidiert. In diesem Fall wirkt es hautreizend. Falls ein Rest im Fläschchen übrig sein sollte, tut das Öl ganz einfach im Putzwasser seine Dienste (Haushaltshandschuhe tragen!).

Psychische Wirkung: ausgleichend, stimmungsaufhellend

Anwendung: bei seelischem Ungleichgewicht

Körperliche Wirkung: antibakteriell, antimykotisch, antiviral, desinfizierend, entzündungshemmend, hautregenerierend, immunstärkend, insektenabwehrend, juckreizlindernd, raumluftreinigend, schmerzlindernd, wundheilend

Anwendung: bei Blasenentzündung, Erkältung, Erschöpfung, Hautunreinheiten, Hautpilz, Lippenherpes, Narben, Wunden, zur Insektenabwehr, zur Mund- und Hautpflege

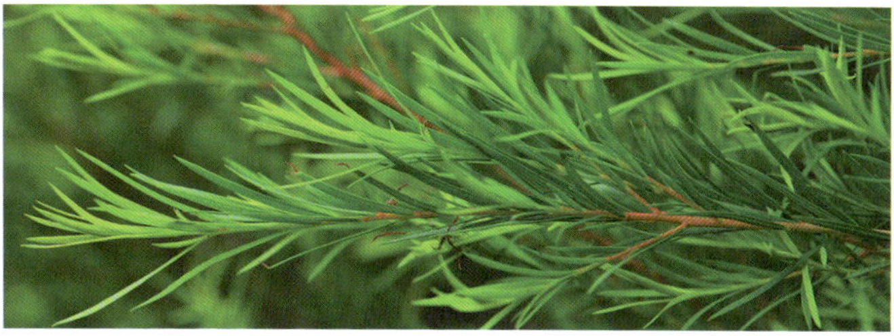

Cajeput

Erkältungsöl für Groß und Klein

Botanischer Name: Melaleuca leucadendra var. Cajeputi
Familie: Myrtengewächse (Myrtaceae)
Gewinnung: Wasserdampfdestillation der Blätter und Zweigspitzen
Farbe des Öls: leicht gelbgrünlich
Duftnote: Kopfnote
Duftprofil: eukalyptusartig, frisch, würzig
Haltbarkeit nach Anbruch: 6 Monate

Der bis zu 40 m hohe Cajeputbaum ist in Südostasien beheimatet und wird mittlerweile weltweit angebaut. Aufgrund seiner hellen, weißlichen Rinde nannten ihn die Malaysier »kayuputhi«, zu Deutsch »weißes Holz«. Seine Blüten verströmen einen eukalyptusähnlichen Duft, das ätherische Öl wird aus den aromatischen Blättern und Zweigspitzen gewonnen.

Das hautfreundliche Cajeputöl ist ein natürliches Antibiotikum und wird naturheilkundlich bei Erkältung, Ohrenschmerzen und Muskelbeschwerden eingesetzt. Es ist ein gut verträgliches und wichtiges Erkältungsöl für die ganze Familie und gilt als Alternative für Eukalyptus globulus oder Eukalyptus radiata. Schon bei den ersten Anzeichen einer Atemwegsinfektion kommt es zur Anwendung, wobei es entzündungshemmend bei Ohrenschmerzen, schmerzlindernd und hustenlösend wirkt. Ätherisches Cajeputöl kann für Einreibungen bei Säuglingen ab 6 Monaten und in einer 0,5%igen Dosierung verwendet werden. Auch auf Reisen ist es ein hilfreicher Begleiter. Zudem eignet es sich hervorragend zur sanften Raumbeduftung, denn es schenkt Kraft, fördert die Konzentration und stärkt das Durchhaltevermögen.

Psychische Wirkung: aktivierend, aufbauend, konzentrationsfördernd

Anwendung: bei Erschöpfung, Konzentrationsstörungen, Müdigkeit

Körperliche Wirkung: antibakteriell, antiviral, desinfizierend, entzündungshemmend, immunstärkend, raumluftreinigend, schleimlösend, schmerzlindernd

Anwendung: bei Blasenentzündung, Kopfschmerzen, Infektionen der oberen Atemwege, Nebenhöhlenentzündung, Heuschnupfen, akuten Muskel- und Gelenkbeschwerden, Ohrenschmerzen, Husten, Bronchitis

Immortelle

Blaue Flecken & Trost

Botanischer Name: Helichrysum italicum
Familie: Korbblütengewächse (Asteraceae)
Gewinnung: Wasserdampfdestillation des Krauts
Farbe des Öls: leicht gelblich
Duftnote: Herz- und Basisnote
Duftprofil: herb, krautig, würzig
Haltbarkeit nach Anbruch: 12 Monate

Die silbergraue Pflanze aus dem Mittelmeerraum besitzt eine hohe Widerstandskraft und gilt als langlebig, weshalb sie auch die Unsterbliche genannt wird. Der würzige Duft, den die Immortelle verströmt, erinnert an Curry, daher kommt ihr Name Currykraut. In Frankreich wird sie unter Aromatherapeut*innen Superarnika genannt. Bei frühzeitiger Anwendung können Blutergüsse oft verhindert werden. Außerdem wirkt ätherisches Immortellenöl schmerzlindernd und wird bei Muskelverspannungen und Sportverletzungen verwendet. Auf das Bronchialsystem hat es einen krampf- und schleimlösenden Effekt, weshalb es bei Erkältungsbeschwerden (z.B. Husten) eingesetzt wird. Auch bei der Haut- und Narbenpflege sowie der Wundbehandlung leistet es wertvolle Dienste. Auf psychischer Ebene spendet es Trost und beruhigt gereizte Stimmung.

Psychische Wirkung: aufbauend, ausgleichend, entspannend, stärkend

Anwendung: bei depressiver Verstimmung, Erschöpfung, Stress

Körperliche Wirkung: antibakteriell, entzündungshemmend, hautpflegend und -regenerierend, krampflösend, lymphflussfördernd, schleimlösend, schmerzlindernd, wundheilend, zellregenerierend

Anwendung: bei Blutergüssen, Couperose, Erkältung, Hautunreinheiten, Muskel- und Gelenkbeschwerden, Narben, Wunden

Tipp

Für ein »Blaue-Flecken-Öl« ergänzen sich die ätherischen Öle von Immortelle, Echtem Lavendel und Cajeput wunderbar!

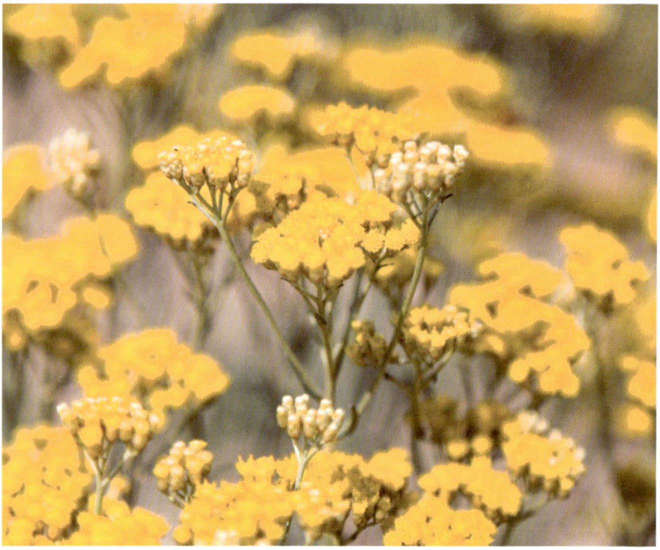

Orange

Gute-Laune-Öl

Botanischer Name: Citrus sinensis
Familie: Rautengewächse (Rutaceae)
Gewinnung: Kaltpressung der Fruchtschale
Farbe des Öls: farblos bis gelblich orange
Duftnote: Kopfnote
Duftprofil: frisch, fruchtig, süß, warm
Haltbarkeit nach Anbruch: 6 Monate

Der Orangenbaum als immergrüner Zitrusbaum hat seinen Ursprung in China, wo man schon früh die wertvollen Eigenschaften des ätherischen Öls seiner Früchte erkannte. Heute wird der Baum unter anderem auch im Mittelmeerraum kultiviert. Der Geruch der Orange zählt zu den beliebtesten Düften bei Jung und Alt. Ihr süß-warmer Duft schenkt Lebensfreude, hebt die Stimmung und hat gleichzeitig einen ausgleichenden und entspannenden Effekt. Ätherisches Orangenöl ist demnach ein guter Begleiter bei Stress, Angst und innerer Unruhe. Es wirkt außerdem immunstärkend und wird auch bei Übelkeit und Verdauungsbeschwerden eingesetzt.

Bei ätherischen Zitrusölen ist es besonders wichtig, auf die Haltbarkeit zu achten, da sie wegen der enthaltenen Monoterpene zu Oxidation neigen. Nach dem Öffnen sollte das Fläschchen innerhalb eines halben Jahres aufgebraucht werden.

Psychische Wirkung: beruhigend, konzentrationsfördernd, stimmungsaufhellend

Anwendung: bei Angst, depressiver Verstimmung, innerer Unruhe, Nervosität, Stress

Körperliche Wirkung: antibakteriell, antiviral, desinfizierend, durchblutungsfördernd, entzündungshemmend, hautstraffend, immunstärkend, krampflösend, lymphflussfördernd, raumluftreinigend, schlaffördernd, verdauungsregulierend

Anwendung: bei Cellulite, Erkältung, Schlafstörungen, Übelkeit, Verdauungsbeschwerden

Aufgepasst!

Für Badezusätze nicht mehr als 5 Tropfen ätherisches Orangenöl verwenden und nicht für längere heiße Bäder nutzen, da es sensible Haut reizen kann.

Zitrone

Frische & Konzentration

Botanischer Name: Citrus limon
Familie: Rautengewächse (Rutaceae)
Gewinnung: Kaltpressung der Fruchtschalen
Farbe des Öls: hellgelb
Duftnote: Kopfnote
Duftprofil: frisch, fruchtig
Haltbarkeit nach Anbruch: 6 Monate

Die Heimat des immergrünen Zitronenbaums liegt in China und Indien. Arabische Händler brachten ihn im 10. Jahrhundert auch in den Mittelmeerraum, wo sich seine Früchte schnell großer Beliebtheit erfreuten. Auch ätherisches Zitronenöl wurde früh geschätzt, da es vielseitig eingesetzt werden kann. Im Unterschied zu anderen Zitrusölen hat es einen höheren Aldehydanteil (1,5–3 %), was die keimtötende Wirkung des Öls unterstützt. Dies macht man sich bei der Herstellung von Reinigungsmitteln für den Haushalt oder zur Beduftung von Masken zunutze. Auch zur Raumbeduftung in der Erkältungszeit hat sich ätherisches Zitronenöl bewährt, weil es die Raumluft desinfiziert und besonders gut Gerüche bindet. In der Hautpflege wird es unterstützend während Detox-Kuren eingesetzt. Es hat einen entstauenden Effekt auf Venen und Lymphgefäße und wirkt entzündungshemmend.

Bei Hautanwendungen ist es wichtig, frisches Zitronenöl zu verwenden. Außerdem sollte berücksichtigt werden, dass in Zusammenhang mit Sonnenlicht eine fototoxische Reaktion entstehen kann. Der spritzige Zitronenduft aktiviert, hebt die Stimmung und schenkt frische Energie. Während Lern- und Arbeitsphasen hilft er mit seiner aktivierenden und konzentrationsfördernden Kraft. Bei kleinen Kindern ist reiner Zitronenduft allerdings nicht sehr beliebt und es bietet sich an, mit Orange zu mischen.

Psychische Wirkung: aktivierend, angstlösend, konzentrationsfördernd, motivierend, stimmungsaufhellend

Anwendung: bei Antriebslosigkeit, Stimmungsschwankungen

Körperliche Wirkung: antibakteriell, antiviral, bindegewebsstärkend, entzündungshemmend, fiebersenkend, hautstraffend, immunstärkend, raumluftreinigend, zusammenziehend

Anwendung: bei Erkältung, Fieber, Hautunreinheiten, Kopfschmerzen, Müdigkeit, Übelkeit

Aufgepasst!

Für Badezusätze nicht mehr als 5 Tropfen ätherisches Zitronenöl verwenden und nicht für längere heiße Bäder nutzen.

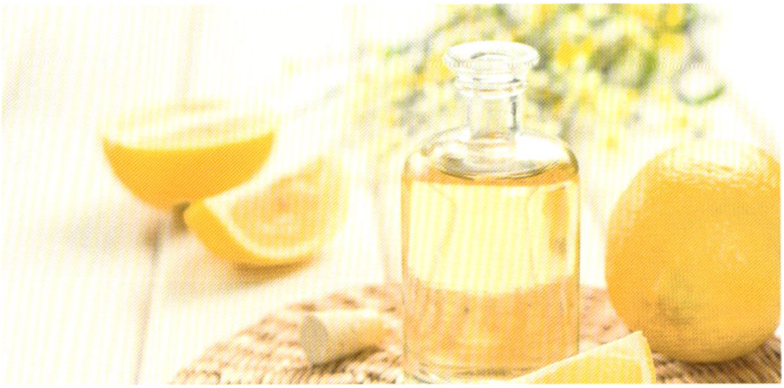

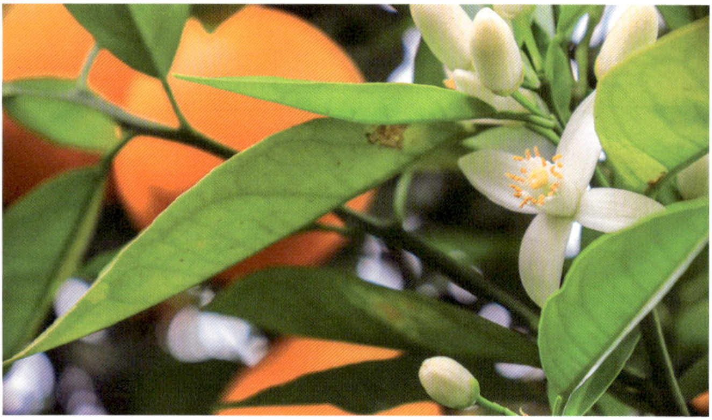

Neroli

Helfer in Ausnahmesituationen und bei Angst

Botanischer Name: Citrus aurantium L. ssp. aurantium
Familie: Rautengewächse (Rutaceae)
Gewinnung: Wasserdampfdestillation der Bitterorangenblüten
Farbe des Öls: zartgelb
Duftnote: Herznote
Duftprofil: blumig, frisch, lieblich, süß
Haltbarkeit nach Anbruch: 9 Monate

Neroli nennt man das ätherische Öl, das aus den Blüten des Bitterorangenbaums gewonnen wird. Bitterorangen, auch als Pomeranzen bekannt, zählen zu den Zitrusbäumen und werden seit Tausenden von Jahren kultiviert, wenngleich ihre ursprüngliche Herkunft nicht genau bestimmbar ist. Das beruhigende Neroliöl gilt als »Angstöl« unter den ätherischen Ölen, außerdem besitzt es antivirale und antibakterielle Eigenschaften. Bei der Wasserdampfdestillation der Blüten entsteht außerdem das blumig duftende Orangenblütenwasser, das als erfrischendes Körperspray bei Angst und Stress helfen kann.

Neroliöl ist aufgrund der aufwendigen Ernte sehr kostbar und entsprechend teuer. Alle Rezepturen in diesem Buch werden mit der völlig ausreichenden 10%igen Verdünnung ausgeschrieben. Diese von verschiedenen Herstellern angebotene Mischung enthält 10 % Neroli und 90 % Weingeist (Trinkalkohol).

Psychische Wirkung: angstlösend, beruhigend, stärkend, stimmungsaufhellend

Anwendung: bei Angst, depressiver Verstimmung, Schockzuständen, Trauer

Körperliche Wirkung: antibakteriell, antiviral, hautpflegend und -regenerierend, juckreizlindernd, krampflösend

Anwendung: bei Couperose, Dehnungsstreifen, Erkältung, Juckreiz, Narben, zur Pflege der Haut

Wintergrün

Muskeln & Gelenke

Botanischer Name: Gaultheria procumbens
Familie: Heidekrautgewächse (Ericaceae)
Gewinnung: Wasserdampfdestillation des Krauts
Farbe des Öls: farblos bis gelblich
Duftnote: Herznote
Duftprofil: medizinisch, würzig
Haltbarkeit nach Anbruch: 12 Monate

Seit Jahrhunderten wird die krautige Wintergrünpflanze von den indigenen Völkern Nordamerikas wegen ihrer vielseitigen Wirkung geschätzt. Die Pflanze wächst nah am Boden, hat dicke Blätter und rote Beeren. Heute kommt ihr medizinisch-frischer Duft in Zahnpasten, Mundwässern und Kaugummis zum Einsatz. In der Aromatherapie gilt Wintergrün als der Schmerzspezialist unter den ätherischen Ölen. Der schmerzlindernde Hauptinhaltsstoff Methylsalicylat hilft bei Entzündungen der Muskeln und Gelenke.

Bei der Anwendung ist es wichtig, auf eine niedrige Dosierung von maximal 0,5 % (ca. 10 Tropfen in 100 ml Basisöl) zu achten und das Öl nur kurzfristig für akute Beschwerden zu verwenden. In der Schwangerschaft, bei Salicylat-Unverträglichkeit oder bei Asthma sollte es nicht zum Einsatz kommen.

Psychische Wirkung: entspannend, euphorisierend

Anwendung: bei innerer Unruhe, Stress

Körperliche Wirkung: entzündungshemmend, krampflösend, schmerzlindernd bei akuten Schmerzen

Anwendung: bei Kopfschmerzen, Muskel- und Gelenkbeschwerden, Verspannungen

Muskatellersalbei

Frauenthemen & Kreativität

Botanischer Name: Salvia sclarea
Familie: Lippenblütengewächse (Lamiaceae)
Gewinnung: Wasserdampfdestillation des Krauts
Farbe des Öls: farblos bis gelb
Duftnote: Kopf- und Herznote
Duftprofil: krautig, schwer, warm
Haltbarkeit nach Anbruch: 9 Monate

Muskatellersalbei wird heute vor allem als Heilkraut genutzt. Die strauchartige Pflanze mag trockene Böden und viel Sonnenlicht. Ihre Verbreitung erstreckt sich vom Mittelmeerraum bis nach Zentralasien. Den Kelten galt Muskatellersalbei als heilig.

Das ätherische Öl der Pflanze findet Verwendung in der Parfümherstellung und wird dank seiner hormonausgleichenden und stark krampflösenden Wirkung häufig bei Frauenbeschwerden wie PMS eingesetzt. Auch bei Hautkrankheiten, Verdauungsbeschwerden und Muskelverspannungen kann das ätherische Öl helfen. Auf die Psyche wirkt es aphrodisierend und euphorisierend. Es schenkt Kraft und hilft loszulassen. Außerdem ist es dafür bekannt, farbenfrohe Träume zu bescheren.

Psychische Wirkung: angstlösend, aphrodisierend, entspannend, euphorisierend, inspirierend, stärkend, stimmungsaufhellend

Anwendung: bei Angst, Anspannung, depressiver Verstimmung, Nervosität, Stimmungsschwankungen, Stress

Körperliche Wirkung: antibakteriell, antimykotisch, hormonmodulierend, krampflösend, lymphflussfördernd, schmerzlindernd

Anwendung: bei Erschöpfung, Husten, Menstruationsbeschwerden, Müdigkeit, PMS, Vaginalpilz, Verdauungsbeschwerden, Verspannungen, Wechseljahresbeschwerden, zur Hautpflege

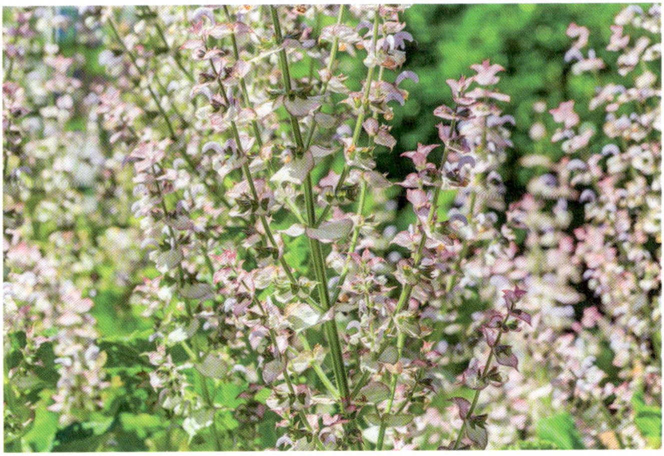

Lorbeer

Starkes Immunsystem & Willenskraft

Botanischer Name: Laurus nobilis
Familie: Lorbeergewächse (Lauraceae)
Gewinnung: Wasserdampfdestillation der Blätter
Farbe des Öls: farblos
Duftnote: Kopfnote
Duftprofil: würzig, frisch, hell, klar
Haltbarkeit nach Anbruch: 9 Monate

Am bekanntesten unter den Lorbeergewächsen ist der Echte Lorbeer, auch Gewürzlorbeer genannt. Seit jeher kam ihm große Bedeutung zu. Der Lorbeerkranz galt im alten Rom als Zeichen des Sieges und des Ruhms. Getrocknete Lorbeerblätter wurden früher als »Salz der armen Leute« bezeichnet und sind noch heute beliebt als verdauungsförderndes Gewürz. Die berühmte Heilerin Hildegard von Bingen nutzte Lorbeer als Schmerzstiller bei Gicht und Rheuma.

Das ätherische Lorbeeröl wird dank seiner antibakteriellen, entzündungshemmenden, schmerzlindernden und lymphflussfördernden Eigenschaften bei Erkältungskrankheiten, Ohrenschmerzen und geschwollenen Lymphknoten eingesetzt. Sein entkrampfender Effekt hilft bei Muskel- und Gelenkbeschwerden. Da ätherisches Lorbeeröl auf psychischer Ebene Durchhaltevermögen und Willenskraft stärkt, ist es ein wertvoller Begleiter in herausfordernden Lebenssituationen. Es unterstützt uns dabei, den »inneren Schweinehund« zu überwinden, und ist somit ideal zur Prüfungsvorbereitung oder bei Fastenkuren.

Psychische Wirkung: ausgleichend, konzentrationsfördernd, stimmungsaufhellend, willensstärkend

Anwendung: bei depressiver Verstimmung, Leistungsdruck, Prüfungsangst, seelischen Krisen, zur Fastenbegleitung

Körperliche Wirkung: antibakteriell, entzündungshemmend, hautregenerierend und -straffend, immunstärkend, krampflösend, raumluftreinigend, schleimlösend, schmerzlindernd

Anwendung: bei Bauchkrämpfen, Erkältung, Gelenk- und Muskelbeschwerden, Hautirritationen, Hautunreinheiten, zur Mundpflege

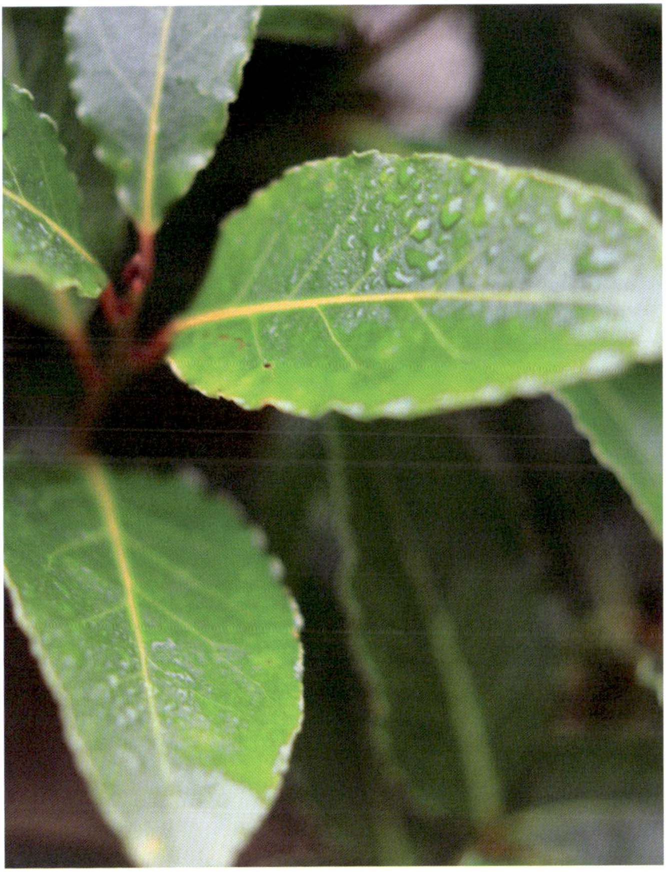

Rosenwasser (Hydrolat)

Hautpflege & Herzöffnung

Botanischer Name: Rosa damascena (alt. R. centifolia, R. alba u.a.)
Familie: Rosengewächse (Rosaceae)
Gewinnung: Wasserdampfdestillation
Farbe des Pflanzenwassers: farblos
Duft: rosig, blumig
Haltbarkeit nach Anbruch: wenige Wochen bis 6 Monate (je nach Konservierung)

Echtes Rosenwasser ist ein Hydrolat (Pflanzenwasser), das während der Destillation des ätherischen Rosenöls entsteht. Eng verwandt mit den ätherischen Ölen, entfalten Hydrolate eine ähnliche Wirkung wie diese. Zur Konservierung enthält das blumig duftende Rosenwasser oft Alkoholzusätze. In einer geringen Dosierung (bis zu 20 %) wirkt der Alkohol nicht austrocknend auf die Haut. Allerdings ist bei offenen Hautstellen Vorsicht geboten, da es unangenehm brennen kann.

Wohltuend wirkt Rosenwasser bei juckender, gereizter und entzündeter Haut, da es einen kühlenden und entzündungshemmenden Effekt hat. Auf die Psyche wirkt es harmonisierend und ausgleichend. Es kann direkt auf die Haut aufgesprüht werden.

Psychische Wirkung: entspannend, harmonisierend, herzöffnend

Anwendung: bei Stress, Angst, Schlafstörungen

Körperliche Wirkung: entzündungshemmend, kühlend

Anwendung: bei Hautirritationen, Hautjucken, zur Pflege der (Gesichts)haut, als Deo-Grundlage

Mandelöl (fettes Pflanzenöl)

Sanfte Pflege für die ganze Familie

Botanischer Name: Prunus amygdalus var. dulcis
Familie: Rosengewächse (Rosaceae)
Gewinnung: Kaltpressung der Samen
Farbe des Öls: hellgelb
Duft: mild, leicht nussig
Haltbarkeit nach Anbruch: 1 Jahr

Mandelöl zählt zu den fetten Pflanzenölen und ist ein beliebtes Basisöl für Mischungen (insbesondere Körper- und Massageölmischungen) mit ätherischen Ölen aufgrund seines nur milden Dufts. Der aus Süßmandeln kalt gepresste, hellgelbe Klassiker in der Haut- und Schönheitspflege wird bereits seit der Antike eingesetzt. Mandelöl pflegt und stärkt empfindliche, trockene Haut und ist sehr gut verträglich, weshalb es für alle Hauttypen geeignet und gern zur Baby- und Kleinkindpflege verwendet wird. Es zieht besonders gut in die oberste Hautschicht ein und bewahrt die natürliche Hautfeuchtigkeit.

Das süße Mandelbaumöl hat nichts mit Bittermandelaroma zu tun und darf mit diesem ebenso wenig verwechselt werden wie mit dem fetten Öl des Bittermandelbaums (Prunus dulcis var. amara). Mandeln wie auch der Mandelbaum gelten als Symbol für Fruchtbarkeit, Lebendigkeit und Wiedergeburt, denn der Mandelbaum entfaltet zum Frühlingsanfang seine zarten Blüten.

Körperliche Wirkung: entzündungshemmend, hautberuhigend und -pflegend, juckreizlindernd, zellregenerierend

Anwendung: bei Juckreiz, zur Haut- und Haarpflege

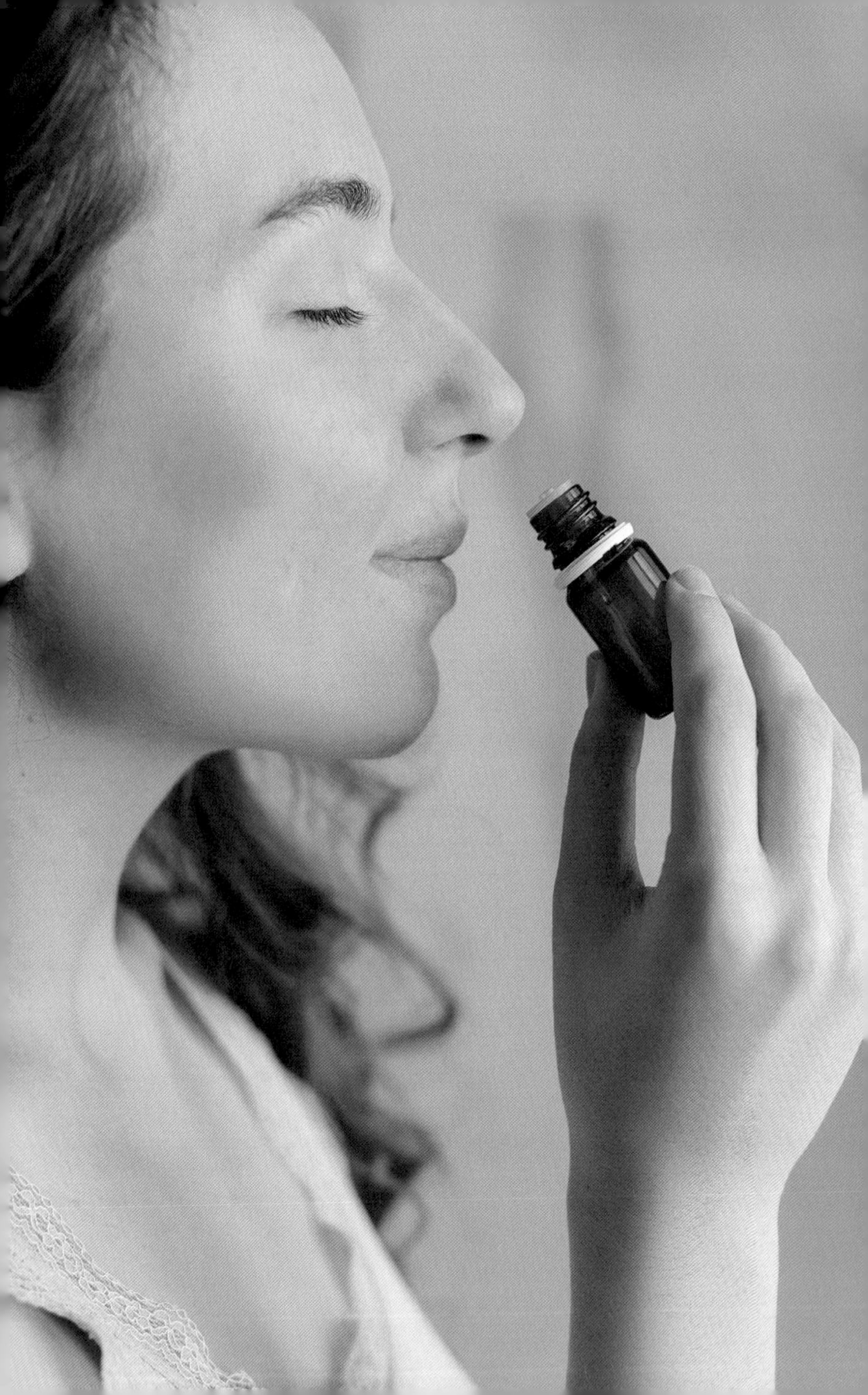

Ätherische Öle für jeden Tag

Sie sind vielseitige Helfer, die über unseren Geruchssinn wirken und über unsere Haut. Gerade deshalb sollten wir ätherische Öle in unseren Alltag einbeziehen, denn sie machen ihn auf unkomplizierte Art und Weise duftender, schöner und gesünder.

Ätherische Öle bieten verschiedene Möglichkeiten, uns auf psychischer und körperlicher Ebene zu unterstützen, und dienen somit der ganzheitlichen Gesundheitsvorsorge. Sie werden für ein starkes Immunsystem, einen gesunden Mund, gesunde und schöne Haut verwendet und kommen auch zum Einsatz, wenn Konzentration, gute Laune, erholsamer Schlaf oder entspannende Me-Time gefragt sind. Je mehr Wissen wir über die einfache und gezielte Anwendung dieser Schätze aus der Natur haben, desto besser können wir unser eigenes Wohlergehen selbst in die Hand nehmen – schnell und unkompliziert jeden einzelnen Tag.

Gesunder Mund

Schöne und gesunde Zähne setzen eine tägliche Mundhygiene voraus. Auch Ernährungsgewohnheiten und die regelmäßige zahnärztliche Vorsorge spielen eine Rolle. Unsere Mund- und Zahngesundheit steht dabei in Wechselbeziehung zu der Gesundheit des ganzen Körpers. Die Mundhöhle mit Schleimhaut, Speichel und Mundflora bildet ein effektives Abwehrsystem und schützt uns vor schädlichen Keimen.

Regelmäßiges Zähneputzen ist notwendig, um die Mundgesundheit zu erhalten, aber nicht immer ausreichend. Weil die Zähne neben der Zunge, dem Zahnfleisch und schwer zugänglichen Zahnzwischenräumen nur einen Teil der Mundhöhle ausmachen, sollte auch auf die Entfernung der Bakterien in den anderen Teilen des Mundes geachtet werden. Andernfalls besteht die Gefahr, dass sich Zahnbelag entwickelt, welcher häufig die Ursache von Karies und Zahnfleischentzündungen ist. Zahnärzt*innen empfehlen, Zahnzwischenräume mit Zahnseide oder Interdentalbürste zu reinigen. Da sich auf den warzenförmigen Erhebungen des Zungenrückens ebenfalls gern Bakterien ansiedeln, wird auch zur Reinigung der Zunge geraten. Mithilfe von Zungenreinigern werden die unerwünschten Bakterien entfernt. Sinnvoll ergänzt wird die ganzheitliche Prophylaxe durch eine Mundspülung und/oder Ölziehkur. Beide wirken auch an Stellen, die mit Zahnbürste oder Zahnseide nicht erreicht werden.

Gut zu wissen

Ätherische Öle sollten unsere Mundpflege optimalerweise ergänzen. Die Wissenschaftsautorin und Aromatherapeutin Eliane Zimmermann stellt in ihrem Buch **Aromatherapie für Pflege- und Heilberufe** eine Übersichtsarbeit vor, in der elf Studien analysiert wurden. Das Fazit: Mit ätherischen Ölen versetzte Mundspüllösungen können einen erheblichen Beitrag zur Reduzierung von Zahnbelag und Zahnfleischentzündungen leisten.

ÖLZIEHEN MIT ÄTHERISCHEN ÖLEN

Das Ölziehen entstammt der Tradition des Ayurveda. Inzwischen ist seine entgiftende Wirkung allgemein bekannt. Regelmäßig angewendet reduziert es krank machende Keime, unterstützt die Mundflora und somit das Mundimmunsystem. Es reduziert Beläge auf der Zunge und den Zähnen, fördert die Durchblutung von Mundschleimhaut und Zahnfleisch und verringert Mundgeruch. Vorbeugend oder als begleitende Maß-

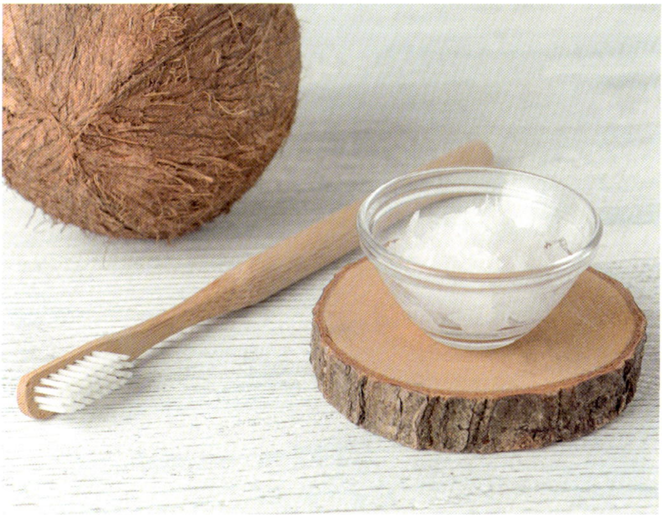

nahme bei Entzündungen im Mund oder bei Aphten wird Ölziehen ebenso angewendet

Zum Einstieg kann Kokos- oder Sonnenblumenöl als Basisöl verwendet werden. Wer experimentierfreudiger bezüglich des Geschmacks wird, kann auf Sesamöl zurückgreifen. Kokosöl wirkt entzündungshemmend und unterstützt eine gesunde Mundflora. Sonnenblumenöl ist ein Klassiker für das Ölziehen, es ist gut verträglich und wird bei Zahnfleischentzündungen und Mundschleimhauterkrankungen verwendet. Sesamöl als Klassiker in der ayurvedischen Medizin besitzt pflegende, entzündungshemmende und immunstärkende Eigenschaften. Außerdem bindet es unterschiedliche Schadstoffe im Mund. Die Pflanzenöle werden im Optimalfall mit entzündungshemmenden ätherischen Ölen kombiniert, die gleichzeitig für ein frisches Mundgefühl sorgen, wie zum Beispiel ätherisches Pfefferminzöl. Für einen frischen Geschmack sorgt ätherisches Zitronenöl.

Ölziehen – so geht's

- Morgens auf nüchternen Magen ½–1 Esslöffel der Ölziehkur anfangs für etwa 1 Minute, bei etwas Übung für 10–20 Minuten durch den Mund bewegen. So wird der Mundraum gereinigt und die Entgiftung unterstützt, das Öl verfärbt sich und wird weißlich gelb.
- Abschließend das Öl in ein Tuch spucken (nicht hinunterschlucken!) und im Hausmüll entsorgen. Vorsicht: Die Entsorgung über das Waschbecken vermeiden, da Öl den Abfluss verstopfen kann.
- Danach den Mund mit Wasser ausspülen und wie gewohnt die Zähne putzen.

Ölziehen kann kurmäßig durchgeführt oder als tägliche Routine etabliert werden. Am Anfang ist es ungewohnt, etwas Öliges zur Mundspülung zu verwenden. Nach wenigen Anwendungen gewöhnt man sich erfahrungsgemäß schnell daran. Mein Tipp: Nutzen Sie die Zeit während des Ölziehens kreativ, zum Beispiel um zu duschen, das Frühstück vorzubereiten oder die Brotzeitdose für die Kinder zu befüllen.

Mundöl »Ölziehkur«

Das brauchen Sie:

10 Tropfen Orange
5 Tropfen Pfefferminze
5 Tropfen Teebaum
100 ml Sesamöl

So gehen Sie vor:

- Ätherische Öle in das Sesamöl geben und gut schütteln. ½–1 Esslöffel der Mischung im Mund hin und her schwenken.

Mundöl »Frische Minze«

Das brauchen Sie:

2 Tropfen Pfefferminze
4 Tropfen Zitrone
50 ml Sonnenblumenöl

So gehen Sie vor:

- Ätherische Öle mit Sonnenblumenöl mischen. ½–1 Esslöffel der Mischung im Mund hin und her schwenken. Pfefferminze und Zitrone geben ein frisches Mundgefühl.

Variante

50 ml Sesamöl mit 2 Tropfen Pfefferminze und 4 Tropfen Orange mischen. Sesamöl wirkt entgiftend, Pfefferminze und Orange sorgen für Frische.

MUNDSPÜLUNG FÜR FRISCHE UND PFLEGE

Mundspülungen pflegen die Mundschleimhaut und erfrischen den Atem. Sie sind beliebt als Mundpflege für zwischendurch oder auf Reisen. Auch hier sind ätherische Öle wie Pfefferminze, Zitrone und Teebaum geschätzt. Als alkoholfreie Basis eignet sich zum Beispiel ein alkoholfreies Pflanzenwasser.

Mundspülung »Frisch«

Das brauchen Sie:

3 Tropfen Pfefferminze
5 Tropfen Zitrone
50 ml Rosenwasser

So gehen Sie vor:

- Ätherische Öle mit Rosenwasser mischen.
- Vor jeder Anwendung schütteln. 1 Teelöffel der Mischung in ein Glas lauwarmes Wasser geben und als Mundspülung verwenden.

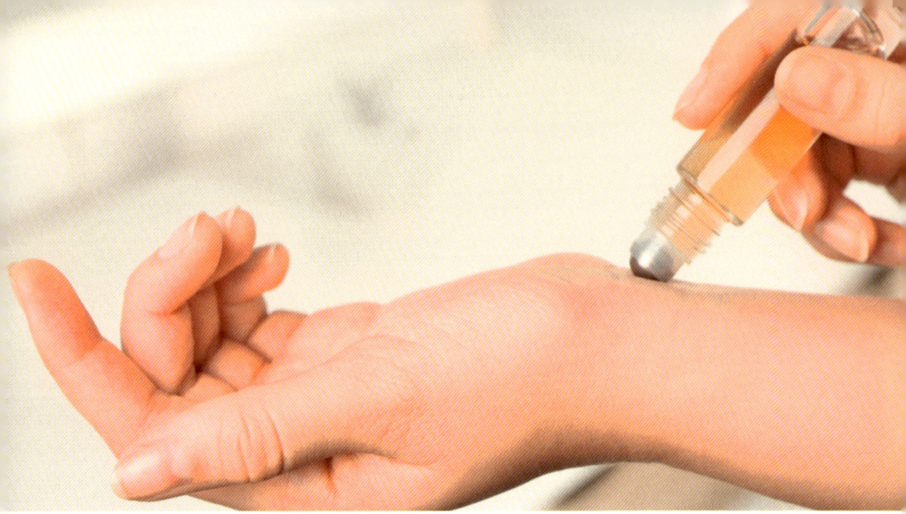

Hallo wach & volle Konzentration

Unsere Welt wird immer komplexer, die Herausforderung, den Fokus aufs Wesentliche gerichtet zu halten, größer. Ein Hin und Her zwischen unterschiedlichen Aktivitäten stiehlt oft mehr Zeit, als es uns schenkt. Für Multitasking muss unser Gehirn viel Energie aufwenden und es passieren mehr Fehler. Eins nach dem anderen zu tun ist also oftmals eine gute Entscheidung. Außerdem sind regelmäßige Ruhepausen wichtig. Kurze, intensive Konzentrationsphasen mit kleinen Pausen sind empfehlenswerter, als zu lange am Stück durchzuarbeiten. Hilfreich für konzentriertes Lernen und Arbeiten ist es außerdem, einen eigenen Lernrhythmus mit einem konkreten zeitlichen Rahmen festzulegen.

NATURDÜFTE FÜR EINEN KLAREN KOPF

In wissenschaftlichen Untersuchungen fand man heraus, dass Düfte einen positiven Einfluss auf unsere Aufmerksamkeitsspanne haben können. Sie können außerdem gezielt dafür eingesetzt werden, Informationen besser abzurufen. Das Riechen an ätherischen Ölen fördert die allgemeine Konzentration und verbessert das Durchhaltevermögen beim Lernen. Die Auswahl der ätherischen Öle erfolgt nach individueller Vorliebe und auch Zweck.

Ätherisches Pfefferminzöl sorgt beispielsweise für einen kühlen und klaren Kopf, wohingegen Zitrusschalendüfte wie Zitrone Leichtigkeit schenken, die Stimmung heben und den Geist klären. Geht es um die Förderung der Konzentration, sind Zitrusdüfte (z.B. in der Duftlampe, auf einem Duftstein oder Dufttuch) kaum zu schlagen. Die Naturdüfte Zitrone und Orange helfen, die Gedanken zu fokussieren. Ein Versuchsprojekt unter der Leitung von Schulberaterin und Aromatherapeutin Elke Inspruckner im Jahr 2015 bestätigte diese Erkenntnis. Man führte an je zwei bayerischen Grund-, Mittel- und Realschulen eine dezente Beduftung von Klassenräumen mit naturreinen Zitrusölen durch, woraufhin sich Stimmung als auch Konzentration der Schüler verbesserten.

Vor allem Zitrone, Grapefruit und Orange sind sehr beliebt. In stressigen Prüfungssituationen ist ätherisches Neroliöl hilfreich, da es eine beruhigende Wirkung hat.

SO SIND DIE DÜFTE IMMER GRIFFBEREIT

Während intensiver Lernphasen sollten die konzentrationsfördernden Lieblingsdüfte immer griffbereit sein. Zum Schnuppern können die Naturdüfte in einen Riechstift gegeben oder zur Raumbeduftung verwendet werden. Man kann sich auch sein persönliches Riechsalz herstellen, indem man eine kleine Metalldose mit Salz oder einem Wattepad befüllt und ein paar Tropfen Zitrusschalenöl zugibt.

Am einfachsten ist es, 1–2 Tropfen des ätherischen Öls auf ein Stoff- oder Papiertaschentuch zu geben und bei Bedarf daran zu schnuppern. Auch auf ein Lesezeichen können sie geträufelt werden. Wer Hautanwendungen bevorzugt, kann sich eine Mischung des ätherischen Öls mit einem fetten Öl herstellen und diese als Massageöl oder Roll-on verwenden. Während des Lernens den Roll-on am Unterarm auftragen und daran riechen. Die gleiche Anwendung sollte während der Prüfung wiederholt werden. Erlerntes kann so leichter abgerufen werden.

Riechstift »Fit in den Tag«

Das brauchen Sie:
3 Tropfen Pfefferminze

So gehen Sie vor:
- Ätherisches Öl auf das Vlies im Riechstift geben und diesen verschließen.
- Bei Bedarf daran riechen.

Ätherisches Pfefferminzöl hat einen »Hallo-wach-Effekt«, wirkt erfrischend und konzentrationsfördernd.

Roll-on »Zitrusduft«

Das brauchen Sie:
10 ml Mandelöl
3 Tropfen Zitrone
3 Tropfen Orange

So gehen Sie vor:
- Mandelöl und ätherische Öle in eine leere Roll-on-Flasche geben.
- Bei Bedarf auf Schläfen, Stirn und Nacken auftragen.

Variante

Alternativ 1 Tropfen ätherisches Pfefferminzöl in das Mandelöl mischen. Pfefferminzöl wirkt konzentrationsfördernd und lindernd bei Kopfschmerzen.

Duftmischung »Concentration now begins«

Das brauchen Sie:

3 Tropfen Pfefferminze
5 Tropfen Zitrone

So gehen Sie vor:

- Ätherische Öle in die Duftlampe oder den Vernebler geben.

Die ätherischen Öle haben einen konzentrationsfördernden und raumluftreinigenden Effekt.

Riechstift »Prüfungsduft«

Das brauchen Sie:

2 Tropfen Neroli
3 Tropfen Zitrone

So gehen Sie vor:

- Ätherische Öle auf das Vlies im Riechstift geben und diesen verschließen.
- Bei Bedarf daran riechen.

Körperpeeling »Frischekick«

Das brauchen Sie:

1 Tropfen Pfefferminze
1 TL Mandelöl
3 EL Meersalz

So gehen Sie vor:

- Ätherisches Öl mit Mandelöl mischen, Meersalz dazugeben und gut vermengen.
- In der Dusche auf die feuchte Haut auftragen und sanft einmassieren.

Das Peeling macht die Haut streichelzart: Meersalz löst abgestorbene Hautschüppchen, Pfefferminzöl sorgt für den Frischekick und Mandelöl für die Pflege.

Gute Laune

Unsere Zeit ist nicht nur komplex, sondern auch schnell und laut. Das kann einem manchmal zu schaffen machen und zu Stress führen. Nicht selten sind psychosomatische Beschwerden oder Muskelverspannungen die Folge. Unter Dauerstress steigen Adrenalin- und Cortisolspiegel an, der Serotoninspiegel sinkt dagegen. Es kommt zu Schlafstörungen, Antriebsmangel, Konzentrationsstörungen oder depressiven Verstimmungen.

Ätherische Öle mit ihrer beruhigenden und aufbauenden Kraft können dazu beitragen, die Lebensqualität zu steigern, und dabei helfen, seelische Missstimmungen zu überwinden. Die bei Jung und Alt allseits beliebten Zitrusschalendüfte steigern das psychische Wohlbefinden, indem sie die Ausschüttung verschiedener körpereigener Neurotransmitter (z.B. Serotonin, Endorphine) unterstützen. Durch die komplexe Zusammensetzung ihrer Inhaltsstoffe (u.a. Monoterpene, Ester und Sesquiterpene) wirken sie ganzheitlich beruhigend auf Psyche und Körper.

ZITRUSÖLE FÜR SCHWUNG UND LEBENSFREUDE

Zitrusöle enthalten einen hohen Anteil des natürlich vorkommenden Inhaltsstoffs Limonen. Dieser gilt als natürliches Stimulanz und hilft bei Antriebslosigkeit. Bei morgendlichem Energiemangel ist besonders ätherisches Zitronenöl förderlich, da es neuen Schwung schenkt und die Lebensgeister weckt. Schon das Schnuppern am Riechstift oder direkt am Fläschchen kann aufmuntern. Das ätherische Öl hilft darüber hinaus bei leichten Stimmungsschwankungen und löst nervöse Anspannung. Es unterstützt den inneren Antrieb und stärkt das Durchhaltevermögen.

Hormonell bedingte Stimmungsschwankungen bei Frauen kommen häufig bei PMS (Prämenstruelles Syndrom), in den Wechseljahren oder im Wochenbett vor. In diesen Lebenslagen tun individuelle Wohlfühlmischungen gut, die zur Raumbeduftung oder als Massageöl verwendet werden.

Duftmischung »Good Mood«

Das brauchen Sie:
4 Tropfen Orange
4 Tropfen Zitrone

So gehen Sie vor:
- Ätherische Öle in die Duftlampe oder den Vernebler geben.

Die ätherischen Öle haben einen stimmungshebenden und raumluftreinigenden Effekt.

Raumspray »Frisch & fröhlich«

Das brauchen Sie:
20 Tropfen Orange
20 Tropfen Zitrone
30 ml Alkohol (z.B. Wodka)
20 ml Wasser (frisch abgekocht und abgekühlt)

So gehen Sie vor:
- Ätherische Öle im Alkohol lösen und mit dem Wasser mischen.
- Vor der Anwendung gut schütteln und zur Raumerfrischung ca. 5 Sprühstöße in die Raumluft geben.

Riechstift »Gute Laune«

Das brauchen Sie:
5 Tropfen Zitrone

So gehen Sie vor:
- Ätherisches Öl auf das Vlies im Riechstift geben und diesen verschließen.
- Bei Bedarf daran riechen.

Ätherisches Zitronenöl hat einen erfrischenden Effekt und wirkt stimmungshebend.

Entspannter Schlaf

Erholsamer Schlaf spielt eine wichtige Rolle für Gesundheit und Wohlbefinden. Während wir schlafen, läuft die physische Regeneration ab, Körper, Geist und Seele kommen zur Ruhe und in Einklang. Doch immer mehr Menschen haben Schlafprobleme. Sie sind innerlich unruhig, fühlen sich gestresst, machen sich Sorgen um Arbeit oder Familie.

Um abends besser abschalten zu können und in den Schlaf zu finden, sollten schon tagsüber kleine Erholungspausen eingebaut werden, um das Stresslevel zu verringern. Vor dem Schlafengehen empfehlen sich leichte Mahlzeiten, auf Koffein und Alkohol sollte verzichtet werden. Auch Fernseher, Handy usw. sollten frühzeitig ausgeschaltet werden, da Blaulicht im Verdacht steht, die Produktion des für den Schlaf verantwortlichen Hormons Melatonin zu senken. Hingegen können bewusste Übergänge in die Ruhephase das Einschlafen unterstützen. Ein gutes Buch zu lesen oder Gedanken aufzuschreiben, die einem durch den Kopf gehen, sind schöne Abendrituale. Auch eine duftende Massage eignet sich zur Entspannung. Der Schlafraum sollte gut gelüftet, dunkel und kühl (ca. 18 °C) sein. Als hilfreiche Begleiter dienen entspannende Musik, Meditation und Atemübungen, warme Tees und beruhigende Düfte.

BEWÄHRTE DÜFTE FÜR GUTEN SCHLAF

Mit Unterstützung von Naturdüften können wir uns selbst konditionieren. Wird beispielsweise immer vor dem Schlafengehen derselbe Duft gerochen, ist der Körper nach einer gewissen Zeit auf Schlaf »programmiert« und kommt schneller zur Ruhe. Zur Entspannung und zur Unterstützung eines erholsamen Schlafs haben sich zum Beispiel Echter Lavendel, Neroli 10 %, Orange und Vanilleextrakt bewährt. Sie helfen, wenn die Gedanken kreisen und man keine Ruhe findet.

Echter Lavendel und Neroli sind nachweislich angstlösend und entspannend. Zahlreiche Studien belegen den positiven Einfluss von Lavendelöl auch auf die Nachtruhe. Ätherisches

Lavendelöl (Lavendel fein) enthält ca. 30 % Linalool und ca. 33 % Linalylacetat. Beide Inhaltsstoffe wirken schlaffördernd. Neroliöl wirkt mit ca. 54 % Linalool beruhigend und schlaffördernd.

MIT RAUMBEDUFTUNG IN DEN SCHLUMMER

Um ein angenehmes Wohlfühlklima zu erzeugen, das Ein- und Durchschlafen unterstützt, eignet sich die Raumbeduftung. Die nach den eigenen Vorlieben ausgewählten Düfte werden niedrig dosiert, am besten so, dass man sie gerade noch wahrnimmt, und mithilfe eines Verneblers oder einer Duftlampe vor dem Schlafengehen in der Raumluft verteilt. Beim Zubettgehen stellt man die Beduftung ab. Somit werden Duftreize gesetzt, aber keine Dauerbeduftung durchgeführt. Die sanfte Duftbegleitung steht im Vordergrund. Auch ein beruhigendes Vollbad oder Fußbad am Abend, versetzt mit ätherischen Ölen, sorgt für warme und wohltuende Entspannung.

Kissen- & Raumspray »Schlaf gut«

Das brauchen Sie:

12 Tropfen Orange
7 Tropfen Neroli 10 %
7 Tropfen Echter Lavendel
30 ml Alkohol (z.B. Wodka)
20 ml Wasser (frisch abgekocht und abgekühlt)

So gehen Sie vor:

- Ätherische Öle im Alkohol lösen und mit dem Wasser mischen.
- Zur Raumerfrischung ca. 5 Sprühstöße in die Raumluft geben.
- Als Kissenspray 1–2 Sprühstöße auf das Kissen geben.

Roll-on »Süße Träume«

Das brauchen Sie:

10 ml Mandelöl
1 Tropfen Echter Lavendel
1 Tropfen Neroli 10 %
1 Tropfen Orange

So gehen Sie vor:

- Mandelöl und ätherische Öle in eine leere Roll-on-Flasche geben.
- Bei Bedarf auf Schläfen, Stirn und Nacken auftragen.

Echter Lavendel, Neroli und Orange wirken entspannend und fördern den guten Schlaf.

Duftmischung »Gute Nacht«

Das brauchen Sie:

3 Tropfen Neroli 10 %
3 Tropfen Echter Lavendel

So gehen Sie vor:

- Ätherische Öle auf den Duftstein oder in den Vernebler geben.

Neroli und Echter Lavendel wirken entspannend.

Fußbad »Ruhe«

Das brauchen Sie:

4 Tropfen Echter Lavendel
3 EL Meersalz

So gehen Sie vor:

- Lavendelöl mit Meersalz mischen.
- Das Gemisch in das warme Wasser der Fußbadewanne geben und für 10–15 Minuten anwenden.

Aromabad »Relax«

Das brauchen Sie:
6 Tropfen Echter Lavendel
4 Tropfen Orange
3 EL Meersalz

So gehen Sie vor:
- Ätherische Öle mit Meersalz mischen und in das einfließende Badewasser in der Badewanne geben.
- Für einen rückfettenden und hautpflegenden Effekt kann ein Schuss Mandelöl zugegeben werden. Aber Achtung, die Badewanne kann durch das Pflanzenöl rutschig sein.

Tipp

Ätherische Öle eignen sich bestens als duftende Badezusätze. Wichtig ist, sie immer zusammen mit einem Emulgator ins Badewasser zu geben. So mischen sie sich besser mit dem Wasser und schwimmen nicht an der Oberfläche. Als Lösungsvermittler eignen sich neben fetten Pflanzenölen beispielsweise Honig, Sahne oder Meersalz.

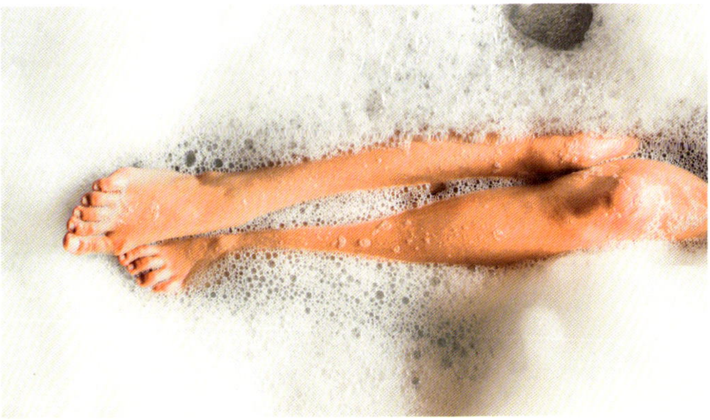

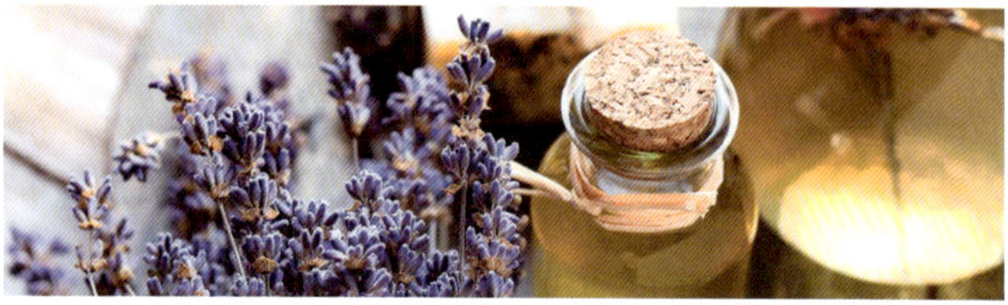

Roll-on »Bye-bye Monkey Mind«

Das brauchen Sie:

4 Tropfen Echter Lavendel
2 Tropfen Neroli 10 %
10 ml Mandelöl

So gehen Sie vor:

- Ätherische Öle mit Mandelöl in ein leeres Roll-on-Fläschchen geben und dieses gut schütteln.
- Bei Gedankenkreisen auf Stirn und Schläfen auftragen.

Körper- & Massageöl »Entspannung«

Das brauchen Sie:

2 Tropfen Echter Lavendel
8 Tropfen Neroli 10 %
10 Tropfen Orange
100 ml Mandelöl

So gehen Sie vor:

- Ätherische Öle mit Mandelöl mischen und bei Bedarf verwenden.
- Zur Verwendung als Körperöl auf die leicht feuchte Haut auftragen und sanft einmassieren.
- Als Massageöl auf trockener Haut anwenden. Abschließend eventuell ein Pflanzenwasser (z.B. Orangenblütenwasser) aufsprühen, um das Öl gut in die Haut einarbeiten zu können.

Mein Ausgleich

Sich selbst etwas Gutes tun – auch dabei können uns ätherische Öle unterstützen. Im schnelllebigen Alltag geht die wichtige Me-Time manchmal unter. Es fällt uns oft schwer, klare Grenzen zu ziehen und uns Zeit für uns selbst zu nehmen. Es fordert Überwindung, das Handy mal links liegen zu lassen und ein paar Stunden für die Selbstfürsorge einzuplanen. Dabei sind diese kleinen Auszeiten der Erholung und Entspannung wahre Oasen, hier können wir uns ausruhen und Kraft tanken. Am besten ist es, regelmäßige Dates mit sich selbst im Terminkalender festzuhalten und diese Auszeit dann so zu gestalten, wie es sich individuell stimmig anfühlt. Vielleicht tut ein Sofaabend gut oder Bewegung ist jetzt genau das Richtige?

Ätherische Öle unterstützen uns bei der Gestaltung unserer Me-Time. Ihr sinnlicher Geruch fördert das Wohlbefinden und bringt uns ins Gleichgewicht, Rituale mit ihnen öffnen unser Gewahrsein für den Moment und für uns selbst. Wichtig ist, in sich hineinzuhören, die eigenen Bedürfnisse wahrzunehmen und danach zu entscheiden, welcher Duft jetzt guttut.

Ideen für duftende Me-Time-Momente im Alltag

- Geben Sie Ihren Lieblingsduft in den Vernebler, auf einen Duftstein oder in einen Aromastick und nehmen Sie sich Zeit für ein paar bewusste Atemzüge.
- Mischen Sie einen Roll-on, der auf die Schläfen und die Handgelenke aufgetragen wird.
- Genießen Sie ein duftendes Bad.
- Nehmen Sie sich nach der Dusche oder dem Bad Zeit für ein genussvolles Ritual und massieren Sie ein duftendes Körperöl in die Haut ein.

Duftmischung »Mein Ausgleich«

Das brauchen Sie:

3 Tropfen Echter Lavendel
6 Tropfen Orange

So gehen Sie vor:

- Ätherische Öle in die Duftlampe oder den Vernebler geben.

Ätherisches Lavendelöl beruhigt, Orangenöl hebt die Stimmung.

Raumspray »Innere Mitte«

Das brauchen Sie:

10 Tropfen Neroli 10 %
20 Tropfen Orange
10 ml Alkohol (z.B. Wodka)
40 ml Wasser (frisch abgekocht und abgekühlt)

So gehen Sie vor:

- Ätherische Öle im Alkohol lösen und mit dem Wasser mischen.
- Zur Raumerfrischung ca. 5 Sprühstöße in die Raumluft geben.

Riechstift »Inner Peace«

Das brauchen Sie:

1 Tropfen Neroli 10 %
2 Tropfen Orange

So gehen Sie vor:

- Ätherische Öle auf das Vlies im Riechstift geben und diesen verschließen.
- Bei Bedarf daran riechen.

Roll-on »Mein Ausgleich«

Das brauchen Sie:

10 ml Mandelöl
2 Tropfen Neroli 10 %
2 Tropfen Orange

So gehen Sie vor:

- Mandelöl und ätherische Öle in eine leere Roll-on-Flasche geben.
- Bei Bedarf auf Schläfen, Stirn und Nacken auftragen.

Badezusatz »Me-Time«

Das brauchen Sie:

3 Tropfen Neroli 10 %
4 Tropfen Orange
6 Tropfen Echter Lavendel
3 EL Sahne oder Meersalz

So gehen Sie vor:

- Ätherische Öle mit Lösungsvermittler (Sahne oder Meersalz) mischen und in das einfließende Wasser der Badewanne geben.

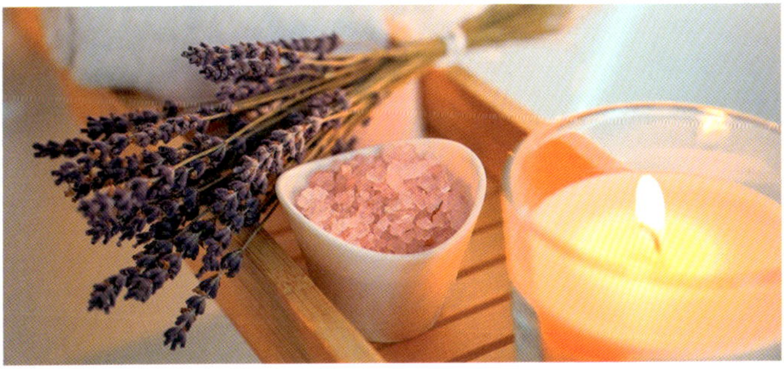

Starkes Immunsystem

Maßnahmen, um unser Immunsystem zu stärken, sind allgemein bekannt. Dazu gehören eine gesunde Ernährung, Bewegung an der frischen Luft, regelmäßige Saunagänge und Wechselduschen. Auch Waldbaden gilt als heilsame Kraftquelle. In Japan ist es unter dem Namen Shinrin Yoku bekannt und dient der ganzheitlichen Gesundheitsvorsorge. Nun tut ein Waldspaziergang schon allein durch die Bewegung und die Geräuschkulisse gut, aber er bietet sehr viel mehr. Waldluft unterstützt den Abbau von Stresshormonen, versorgt die Lunge mit frischem Sauerstoff und stärkt mit jedem Atemzug das Immunsystem.

AROMAKRAFT FÜR DIE ABWEHR

Die Heilkraft frischer Waldluft ist inzwischen wissenschaftlich belegt. Bäume verströmen ätherische Öle und schützen sich damit selbst, etwa vor zu großer Hitze oder vor Schädlingen. Auch Menschen dienen diese ätherischen Öle. Die enthaltenen immunstärkenden Terpene und Terpenverbindungen wirken auf den Organismus heilkräftig und entzündungshemmend. Um die gesunden Walddüfte ins Wohnzimmer zu holen, können sie ganz einfach in Form von ätherischen Ölen in die Duftlampe gegeben werden.

Überhaupt sind ätherische Öle eine gute Wahl, um gesundheitsfördernde Maßnahmen zu unterstützen. Sie sind in verschiedenem Maß wirksam und können die Keimbelastung in der Luft, auf Gegenständen oder auch auf Haut und Schleimhäuten verringern. Diese keimreduzierende Wirkung ist umfassend erforscht. Das Schöne hierbei ist: Hygienemaßnahmen zur gezielten Raumerfrischung sowie eine passende Handhygiene und -pflege mit ätherischen Ölen sind genauso einfach, wie sie wirksam sind.

RAUMBEDUFTUNG UND INHALATION

Zum Schutz in der kalten Jahreszeit eignen sich vorbeugend vor allem Zitrusschalendüfte (z.B. Orange und Zitrone), alle Nadelbaumdüfte, außerdem Cajeput, Echter Lavendel, Pfefferminze und Teebaum. Die Düfte werden ganz einfach in der Raumluft verteilt, zum Beispiel mithilfe einer Duftlampe oder einem Vernebler.

Um die keimreduzierende Wirkung auf die Nasenschleimhaut durch gezieltes Einatmen ätherischer Öle zu nutzen, wird 1 Tropfen ätherisches Öl auf ein Stoff- oder Papiertaschentuch gegeben und daran gerochen. Alternativ zum Taschentuch eignen sich Duftträger aus Filz oder Stoff. Wer einen duftenden Begleiter für unterwegs nutzen möchte, kann einen Riechstift beduften, der in jede Hosentasche passt.

Duftmischung »Reine Luft«

Das brauchen Sie:

3 Tropfen Cajeput
5 Tropfen Zitrone
5 Tropfen Orange

So gehen Sie vor:

- Ätherische Öle in die Duftlampe oder den Vernebler geben.

Cajeput und Zitrone haben einen raumluftreinigenden Effekt.

Variante

5 Tropfen Zirbelkiefer und 3 Tropfen Zitrone in Duftlampe oder Vernebler geben. So holen Sie sich frische Waldluft ins Haus.

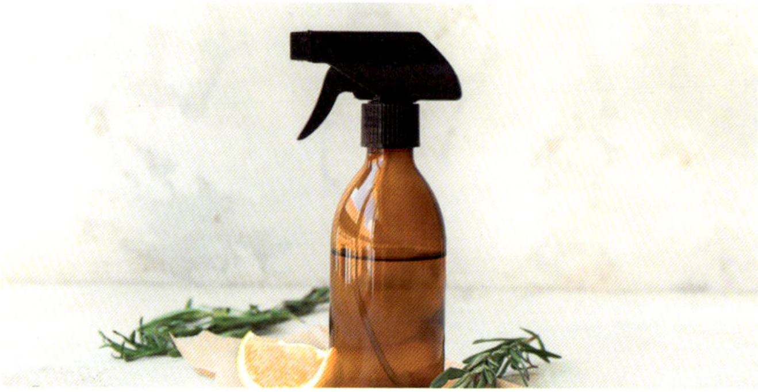

Raumspray »Lufterfrischung«

Das brauchen Sie:
10 Tropfen Cajeput
20 Tropfen Zitrone
30 ml Alkohol (z.B. Wodka)
20 ml Wasser (frisch abgekocht und abgekühlt)

So gehen Sie vor:
- Ätherische Öle im Alkohol lösen und mit dem Wasser mischen.
- Zur Raumerfrischung ca. 5 Sprühstöße in die Raumluft geben.

Riechstift »Fit & gesund«

Das brauchen Sie:
2 Tropfen Zitrone
2 Tropfen Orange
1 Tropfen Pfefferminze

So gehen Sie vor:
- Ätherische Öle auf das Vlies im Riechstift geben und diesen verschließen.
- Bei Bedarf daran riechen.

BEDUFTUNG VON SCHUTZMASKEN

Ätherische Öle eignen sich dazu, Schutzmasken zu beduften, da sie die Atmung erleichtern können und manche von ihnen nachweislich keimtötend wirken. Außerdem ist der stimmungsaufhellende Effekt vieler ätherischer Öle (z.B. Zitrusschalenöle) bekannt und geschätzt. Da der intensive Duft direkt an der Nase für Kinder zu intensiv sein kann, eignen sich als Alternative für Kinder unter 12 Jahren Pflanzenwässer (z.B. Rosenwasser) als sanft duftende Maskensprays. Für alle Maskensprays gilt: Nach dem Auftragen trocknen lassen, dann erst die Maske anziehen.

Spray »Duftende Maske«

Das brauchen Sie:

5 Tropfen Zitrone
5 Tropfen Cajeput
30 ml Alkohol (z.B. Wodka)
20 ml Wasser (frisch abgekocht und abgekühlt)

So gehen Sie vor:

- Ätherische Öle im Alkohol lösen und mit dem Wasser mischen.
- Auf die Außenseite der Maske 1–2 Sprühstöße geben, dann 2–3 Minuten trocknen lassen, damit der enthaltene Alkohol verdampft.

Achtung: Dieses Spray eignet sich nur zur Anwendung auf Stoffmasken! Einsetzbar ab 12 Jahren.

Variante

5 Tropfen Zitrone und 5 Tropfen Orange mit Alkohol und Wasser mischen und als Maskenspray verwenden.

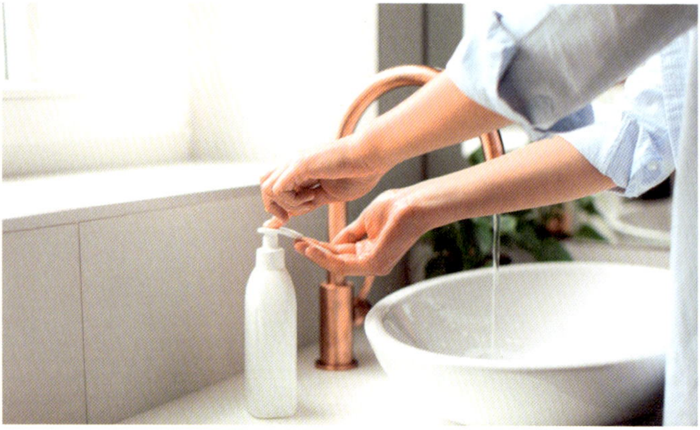

HANDHYGIENE, HAUTPFLEGE UND SCHLEIMHAUTPFLEGE
Da trockene Haut Keime leichter anhaften lässt als gut durchfeuchtete, ist eine gründliche Hygiene und Pflege der Haut und Schleimhaut wichtige Grundlage, um sich vor Ansteckungen zu schützen. Die Nasenschleimhäute mit Pflegeöl zu pflegen sorgt für natürlichen Schutz, unterwegs dient ein Handspray der schnellen Hygiene.

Handspray »Hygiene to go«

Das brauchen Sie:
5 Tropfen Zitrone
5 Tropfen Cajeput
10 Tropfen Echter Lavendel
5 ml Wodka
25 ml abgekochtes Wasser

So gehen Sie vor:
- Ätherische Öle in einer leeren Sprühflasche mit Alkohol und Wasser mischen.
- Vor jeder Anwendung das Spray gut schütteln. Direkt auf die Hände sprühen und verteilen.

Handseife

Das brauchen Sie:
20 Tropfen Echter Lavendel
10 Tropfen Orange
100 ml neutrale Naturkosmetik-Flüssigseife

So gehen Sie vor:
- Ätherische Öle in die Flüssigseife geben und mischen.
- Bei Bedarf auf die Hände auftragen und diese gründlich waschen.

Ölmischung »Gepflegte Nase«

Das brauchen Sie:
2 Tropfen Cajeput
1 Tropfen Echter Lavendel
10 ml Mandelöl

So gehen Sie vor:
- Ätherisches Öl mit Mandelöl mischen.
- Zur Vorbeugung bei Ansteckungsgefahr mehrmals täglich mit einem Wattebausch auf die Naseneingänge auftragen.

Fußöl »Unterstützung fürs Immunsystem«

Das brauchen Sie:
10 Tropfen Orange
10 Tropfen Cajeput
5 Tropfen Echter Lavendel
50 ml Mandelöl

So gehen Sie vor:
- Ätherische Öle mit Mandelöl mischen.

Das Öl ein- bis zweimal täglich in die Füße einmassieren. Orange, Cajeput und Echter Lavendel unterstützen das Immunsystem in seiner natürlichen Funktion.

Gesunde und schöne Haut

Unsere Haut ist unsere Verbindung bzw. Abgrenzung zur Außenwelt, Sinnes- und Schutzorgan und dient der Wärmeregelung unseres Körpers. Außerdem arbeitet sie als Speicher-, Atmungs-, Ausscheidungs- und Stoffwechselorgan und hat darüber hinaus eine wichtige immunologische Funktion.

Die Haut besteht, von innen nach außen gesehen, aus drei Schichten: Unterhaut (Subcutis), Lederhaut (Dermis) und Oberhaut (Epidermis). Die Epidermis besitzt wiederum vier Schichten, wovon die oberste als Hornschicht bezeichnet wird. Geschützt wird die Epidermis von dem sogenannten Hydrolipidmantel, der für eine gesunde Hautflora sorgt. Er besteht aus einem Wasser- und einem Fettanteil und setzt sich vor allem aus Schweiß und Talg zusammen. Jede dieser Komponenten hat wichtige Aufgaben, und nur eine von vielen ist, das Eindringen von Keimen zu verhindern. Die Haut ist also bedeutsam für unser Gesamtimmunsystem und nicht nur deshalb ist es geboten, die Haut gesund zu erhalten.

FETTE PFLANZENÖLE – HAUTSCHUTZ MIT TIEFENWIRKUNG

Fette Pflanzenöle sind seit Jahrtausenden bewährt. Pflanzliche Öle, Fette, Wachse und Fettbegleitstoffe schützen und reparieren die Hautbarrieren oder werden in sie integriert. Die Hautgesundheit steht hierbei an erster Stelle und somit ist Hautpflege gleichzeitig Gesundheitspflege. Fette Pflanzenöle werden von der Haut gut aufgenommen, dringen in alle Schichten der Epidermis ein und erreichen somit eine Tiefenwirkung. Sie unterstützen die Hautflora, reparieren die Hornschichtbarrieren und unterstützen die Haut in ihrer Funktion. Zugleich wird die Haut optimal vor Umwelteinflüssen geschützt.

Gefährliche Mineralölprodukte

Laut der Europäischen Behörde für Lebensmittelsicherheit (EFSA) stehen die in Mineralölen enthaltenen aromatischen Kohlenwasserstoffverbindungen (MOAH) im Verdacht, krebserregende und erbgutverändernde Komponenten zu enthalten. Besonders bei Lippenpflegeprodukten, Produkten, die auf die Brustwarzen stillender Mütter gelangen oder auf rissige und beschädigte Haut, sollte man daher Vorsicht walten lassen. Gekennzeichnet werden Mineralöle in Kosmetika beispielsweise als Paraffinum liquidum, Paraffin oder Cera Microcristallina.

DUFTENDE WOHLTÄTER

Aufgrund ihrer lipophilen Eigenschaften werden ätherische Öle über Haut und Schleimhäute vom Körper besonders gut aufgenommen und können so ihre Wirkung im gesamten Körper entfalten. Die Düfte haben zudem den Vorteil, dass sie über den Geruchssinn zusätzlich auf der psychischen Ebene wirken. Deshalb kann mithilfe von ätherischen Ölen ganzheitlich agiert werden.

Haut und Psyche hängen eng mit dem Immunsystem zusammen. Die körpereigene Abwehr von Krankheitserregern ist sowohl vom eigenen Wohlbefinden als auch von der Funktionsfähigkeit der Haut abhängig. Die Haut selbst ist ein hochspezialisiertes Abwehrsystem. Sie enthält Zellen, die auf die Bildung von Abwehrstoffen spezialisiert sind und diese bei Hautschädigungen oder Infektionen mobilisieren. Viele Hautprobleme sind Ausdruck eines psychischen Ungleichgewichts im Zusammenspiel mit einer geschwächten Abwehrkraft. Da ätherische Öle auf Körper, Psyche und Immunsystem unterstützend wirken, setzen sie nicht nur an den Symptomen an, sondern an der Ursache selbst.

HAUTTYP UND HAUTZUSTAND

Wie jeder Mensch einmalig ist, ist es auch die Haut. Der Hauttyp wird hauptsächlich durch Vererbung festgelegt. Durch ihn ergeben sich die speziellen Eigenschaften der Haut (z.B. trocken oder ölig). Bei den meisten Menschen treten die Merkmale gemischt auf und ergeben das Hautbild. Stirn, Nase und Kinn (die sogenannte T-Zone) ist meist öliger und neigt zu größeren Poren und Unreinheiten, wohingegen sich die Wangen oft trocken und empfindlicher anfühlen.

Die vier Hauttypen im Überblick

- Normale Haut: glatt, weich, gut durchblutet, feinporig, frisch, rosig, weder zu trocken noch zu ölig
- Trockene Haut: dünn, zart, fettarm, feinporig, Neigung zu Schüppchenbildung und Spannungsgefühl
- Ölige Haut: glänzend, großporig, dickere Haut, Unreinheiten, erhöhte Talgproduktion
- Mischhaut: ölige T-Zone, trockene Seitenpartien

Der aktuelle Hautzustand unterliegt vielen Einflüssen und kann sowohl von äußeren als auch von inneren Faktoren abhängen. Eine hormonelle Veränderung kann zum Beispiel zu trockener oder aber zu öliger Haut führen. Der Zustand der Haut kann auch durch mechanische Irritationen (z.B. Textilien), Ernährung und Verdauung oder psychische Belastung beeinflusst werden. Nicht umsonst wird die Haut als »Spiegelbild der Seele« bezeichnet. Fühlen wir uns glücklich und voller Energie, fühlen wir uns auch wohl in unserer Haut. Bei anhaltendem Stress hat die Haut möglicherweise ein fahles Erscheinungsbild. Weitere mögliche Hautzustände sind eine feuchtigkeitsarme, überempfindliche oder unreine Haut. Auch Rötungen oder Couperose können entstehen.

Um herauszufinden, um welchen Hauttyp und Hautzustand es sich handelt, wird das Gesicht als Ganzes betrachtet und beurteilt. Dem Hautbild gemäß wählt man anschließend die passenden Pflegeprodukte. Bei Unsicherheiten sollte man sich von einer kompetenten Person beraten lassen. Die unten stehenden Rezepte zur Hautpflege mit ätherischen Ölen sind, wenn nicht anders vermerkt, für jeden Hauttyp geeignet.

TIPPS ZUR RICHTIGEN PFLEGE DER HAUT

Die Gesundheit unserer Haut wird von der Gesundheit unseres Körpers beeinflusst. Daher sind gesunde, frische Nahrungsmittel und Wasser oder ungesüßte Kräutertees empfehlenswert, welche den Feuchtigkeitsgehalt der Haut erhöhen. Bewegung an der frischen Luft, Entspannung, Meditation und guter Schlaf helfen dem Organismus bei der Regeneration und beleben die Haut. Um sie in ihrer Funktion zu unterstützen, sollten im Sommer leichte, feuchtigkeitsspendende Pflegeprodukte und im Winter reichhaltige Produkte als Schutz vor Kälte und Wind verwendet werden. Auch ist es gut, eine Gesichtspflegeroutine für morgens und abends zu entwickeln. Hierzu drei Tipps:

Tipp 1: Reinigen Sie das Gesicht morgens und abends.

Die Gesichtshaut zunächst mit einem passenden Produkt reinigen, anschließend ein auf das Hautbild abgestimmtes Gesichtswasser oder Hydrolat (z.B. Rosenwasser) aufsprühen oder auf ein Wattepad auftragen und damit sanft über die Gesichtshaut streichen. Es empfiehlt sich, neben dem Gesicht auch den Hals und das Dekolleté in die tägliche Pflegeroutine zu integrieren.

Tipp 2: Tragen Sie morgens nach der Reinigung Pflege auf.

Je nach Jahreszeit und Hautbedarf Creme oder Gesichtsöl auf die leicht feuchte Haut auftragen und sanft einmassieren.

Tipp 3: Nachtpflege je nach Hautbedarf verwenden.
Wenn die Haut abends spannt, eine Creme oder ein Gesichtsöl auf die leicht feuchte Haut auftragen und sanft einmassieren. Falls möglich keine Nachtcreme benutzen, da damit die Talgproduktion der Haut angeregt wird. Bei öliger und unreiner Haut ein leichtes Gesichtsöl (z.B. Traubenkernöl) verwenden.

Gesichtswasser »Rose küsst Neroli«

Das brauchen Sie:
100 ml Rosenwasser
1 TL Honig
1 TL Zitronensaft
1 Tropfen Neroli 10 %

So gehen Sie vor:
- Rosenwasser leicht erwärmen, Honig lösen, Zitronensaft und ätherisches Öl zugeben.
- Vor jeder Anwendung gut schütteln.

Gesichtsöl »Gut gepflegt«

Das brauchen Sie:
3 Tropfen Neroli 10 %
50 ml Mandelöl

So gehen Sie vor:
- Ätherisches Öl mit Mandelöl mischen.
- Zur Nachtpflege auf die feuchte, gereinigte und tonisierte Haut auftragen und sanft einmassieren.

Gesichtsdampfbad »Orangenblüte«

Das brauchen Sie:
2 l Wasser
1 Tropfen Neroli 10 %

So gehen Sie vor:

- Wasser abkochen und etwas abkühlen lassen. Ätherisches Öl zugeben.
- Das Gesicht über die dampfende Schüssel halten, mit einem Handtuch Kopf und Schüssel abdecken. Tief einatmen.
- Dauer des Gesichtsdampfbads: normale Haut ca. 5 Minuten, heiß; trockene Haut 2–3 Minuten, nicht zu heiß; ölige Haut 8–10 Minuten, heiß.

Aufgepasst!

Das Gesichtsdampfbad nicht bei Couperose anwenden.

Duschgel »Frisch«

Das brauchen Sie:

30 Tropfen Orange
20 Tropfen Zitrone
20 Tropfen Neroli 10 %
200 ml Naturkosmetik-Duschgel, duftneutral

So gehen Sie vor:

- Ätherische Öle mit dem Duschgel mischen und bei Bedarf anwenden.

Körperöl »Feels good« für trockene Haut

Das brauchen Sie:

10 Tropfen Orange
10 Tropfen Zitrone
5 Tropfen Neroli 10 %
100 ml Mandelöl

So gehen Sie vor:

- Ätherische Öle mit Mandelöl mischen.
- Bei Bedarf auf die feuchte Haut auftragen und sanft einmassieren.

Körperemulsion »Shake it« für normale Haut

Das brauchen Sie:

10 Tropfen Orange
10 Tropfen Neroli 10 %
50 ml Orangenblütenwasser
50 ml Mandelöl

So gehen Sie vor:

- Ätherische Öle und Orangenblütenwasser dem Mandelöl zugeben.
- Vor der Anwendung gut schütteln, direkt auf die Haut auftragen und einmassieren.

Körpersahne »Prinzessin Neroli«

Das brauchen Sie:

10 ml Mandelöl
10 Tropfen Orange
5 Tropfen Neroli 10 %
50 g Sheabutter

So gehen Sie vor:

- Mandelöl und ätherische Öle in einer Schüssel vermischen, Sheabutter hinzugeben.
- Mit dem elektrischen Rührgerät etwa 8 Minuten verrühren, bis die Sheabutter wie geschlagene Sahne aussieht.
- Mit einem Löffel oder Spatel die Mischung vom Rand in die Schüssel schieben und erneut 6–8 Minuten mixen.
- Die reichhaltige Körpersahne bis zur Verwendung in einen sauberen Glastiegel füllen und verschließen.

Tipp

Schön verpackt, eignen sich die Körpersahne oder das Körperpeeling wunderbar als liebevoll selbst gemachtes Geschenk oder Mitbringsel.

Körperpeeling »Frische Zitrone«

Das brauchen Sie:

30 ml Mandelöl
5 Tropfen Pfefferminze
10 Tropfen Zitrone
300 g Meersalz

So gehen Sie vor:

- Mandelöl in einen großen Tiegel geben, ätherische Öle dazugeben und schütteln.
- Meersalz dazugeben und alles gut vermengen.
- Das Peeling am besten unter der Dusche auf die feuchte Haut geben. In kreisenden Bewegungen einmassieren und gut abspülen.
- Die Haut nach dem Duschen nur trockentupfen. So bleibt das Mandelöl auf der Haut und pflegt nach dem Duschen zusätzlich.

Balsam »Hand & Fuß«

Das brauchen Sie:

15 g Sheabutter
10 ml Mandelöl
5 Tropfen Echter Lavendel
5 Tropfen Orange

So gehen Sie vor:

- Sheabutter im Wasserbad schmelzen (nicht über 37 °C), dann das Mandelöl und die ätherischen Öle zugeben und verrühren.
- In einen Glastiegel abfüllen und im Kühlschrank über Nacht abkühlen lassen, anschließend bei Raumtemperatur lagern.
- Bei Bedarf mit einem Spatel entnehmen, auf trockene Hände oder Füße auftragen und einmassieren.

Exkurs: Ätherische Öle für Babys

Es ist faszinierend: Schon wenige Stunden nach der Geburt kann ein Neugeborenes den Duft der Mutter von dem anderer Menschen unterscheiden. In dieser sensiblen ersten gemeinsamen Zeit ist es daher besonders wichtig, sorgsam mit Düften umzugehen. Um die empfindliche Babynase nicht überzustrapazieren, sollte die Umgebung des Kindes möglichst geruchsneutral sein.

Auch für die Hautpflege der ganz Kleinen gilt: Sie sollte sanft und nur zart duftend sein, daher kommen fette Bio-Pflegeöle wie Mandelöl infrage. Außerdem geeignet sind die gut verträglichen und sanft duftenden Pflanzenwässer Rosenwasser und Orangenblütenwasser. Ätherische Öle hingegen sind für Babys nicht immer passend. Bei der Auswahl einsetzbarer ätherischer Öle ist es wichtig, auf die Inhaltsstoffe zu achten und auch die Gesundheit und den Entwicklungszustand des Babys zu berücksichtigen. Da die Säuglingshaut sehr dünn und durchlässig ist, sollte der Anteil an ätherischem Öl nicht über 0,5 % liegen. In jedem Fall muss die Haltbarkeit der Zutaten beachtet werden.

Aufgepasst!

Ätherische Öle dürfen Babys niemals innerlich verabreicht werden oder unverdünnt auf Haut oder Schleimhäute gelangen.

Im Rahmen der nachfolgend vorgestellten Rezepte können ausgewählte ätherische Öle (z.B. Echter Lavendel und Rose 10 %) zur sanften Raumbeduftung und Hautpflege des Babys verwendet werden. Die Dosierungen sind bewusst sehr niedrig gehalten. Der Duft sollte für uns Erwachsene kaum noch wahrnehmbar sein und die verwendeten ätherischen Öle grundsätzlich aus Bioanbau stammen.

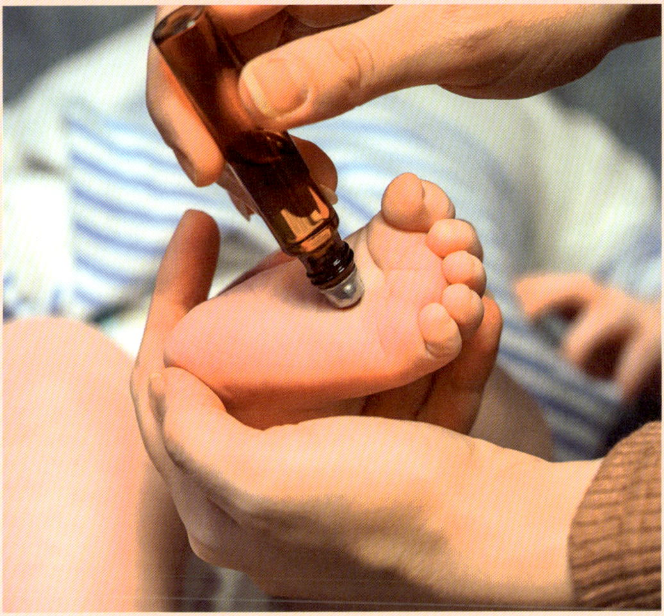

SANFTE PFLEGE UND RAUMBEDUFTUNG – FÜR NULL BIS ZWÖLF MONATE

Zur sanften Hautpflege des Babys eignen sich pures Mandelöl oder Aprikosenkernöl. Für die tägliche Hautpflege oder eine beruhigende Babymassage können diese fetten Pflanzenöle mit Rose 10 % oder Echtem Lavendel ergänzt werden (siehe Rezepte unten).

In aufregenden Situationen helfen ätherische Öle beim Einschlafen. Vernebler sind zur Raumbeduftung optimal geeignet, da sie sich einfach bedienen lassen und eine große Reichweite erzielen. Wichtig ist, das Wassergefäß des Diffusers regelmäßig gründlich zu reinigen und täglich mit frischem Wasser zu befüllen. Alternativ kann ein beruhigendes Pflanzenwasser (z.B. Rosenwasser) vor dem Schlafengehen auf die Matratze des Babybettchens gesprüht werden.

Hautöl »Babypflege«

Das brauchen Sie:
1 Tropfen Rose 10 %
100 ml Mandelöl

So gehen Sie vor:

- Ätherisches Öl in das Mandelöl geben und Flasche gut schwenken.
- Zur Hautpflege auf die feuchte Haut auftragen und sanft einmassieren.
- Zur Anwendung als Massageöl auf die trockene Haut auftragen und eine Babymassage durchführen.

Tipp

Nach der Massage kann alkoholfreies Rosenwasser aufgesprüht und zusammen mit dem Hautöl einmassiert werden. Durch das wässrige Pflanzenwasser zieht das Hautöl besser und schneller in die Haut ein.

Balsam »Babypopo«

Das brauchen Sie:
15 ml Sheabutter
10 ml Mandelöl
2 Tropfen Echter Lavendel

So gehen Sie vor:

- Sheabutter im Wasserbad schmelzen (nicht über 37 °C), Mandelöl und ätherisches Öl zugeben und verrühren.
- In einen Glastiegel abfüllen und im Kühlschrank über Nacht abkühlen lassen, anschließend bei Raumtemperatur lagern.
- Bei Bedarf mit einem Spatel entnehmen und auf den Babypopo auftragen.

Badeöl »Babys Bad«

Das brauchen Sie:
1 EL Mandelöl
1 EL Rosenwasser

So gehen Sie vor:
- Zutaten vermengen und in das Babybadewasser geben.

Mandelöl hat einen rückfettenden Effekt auf die Haut, Rosenwasser wirkt ausgleichend. Achtung: Durch das Mandelöl kann die Babywanne rutschig werden.

Duftmischung »Ausgleich«

Das brauchen Sie:
2 Tropfen Rose 10 %
3 Tropfen Orange

So gehen Sie vor:
- Ätherische Öle in das Wassergefäß des Verneblers geben und den Duft genießen.

Füßchenöl »Guten Abend, gute Nacht«

Das brauchen Sie:
2 EL Mandelöl
1 Tropfen Echter Lavendel

So gehen Sie vor:
- Zutaten miteinander vermischen.
- Babyfüße sanft mit dem Füßchenöl massieren.

Diese duftende Fußmassage eignet sich wunderbar als tägliches Zubettgeh-Ritual.

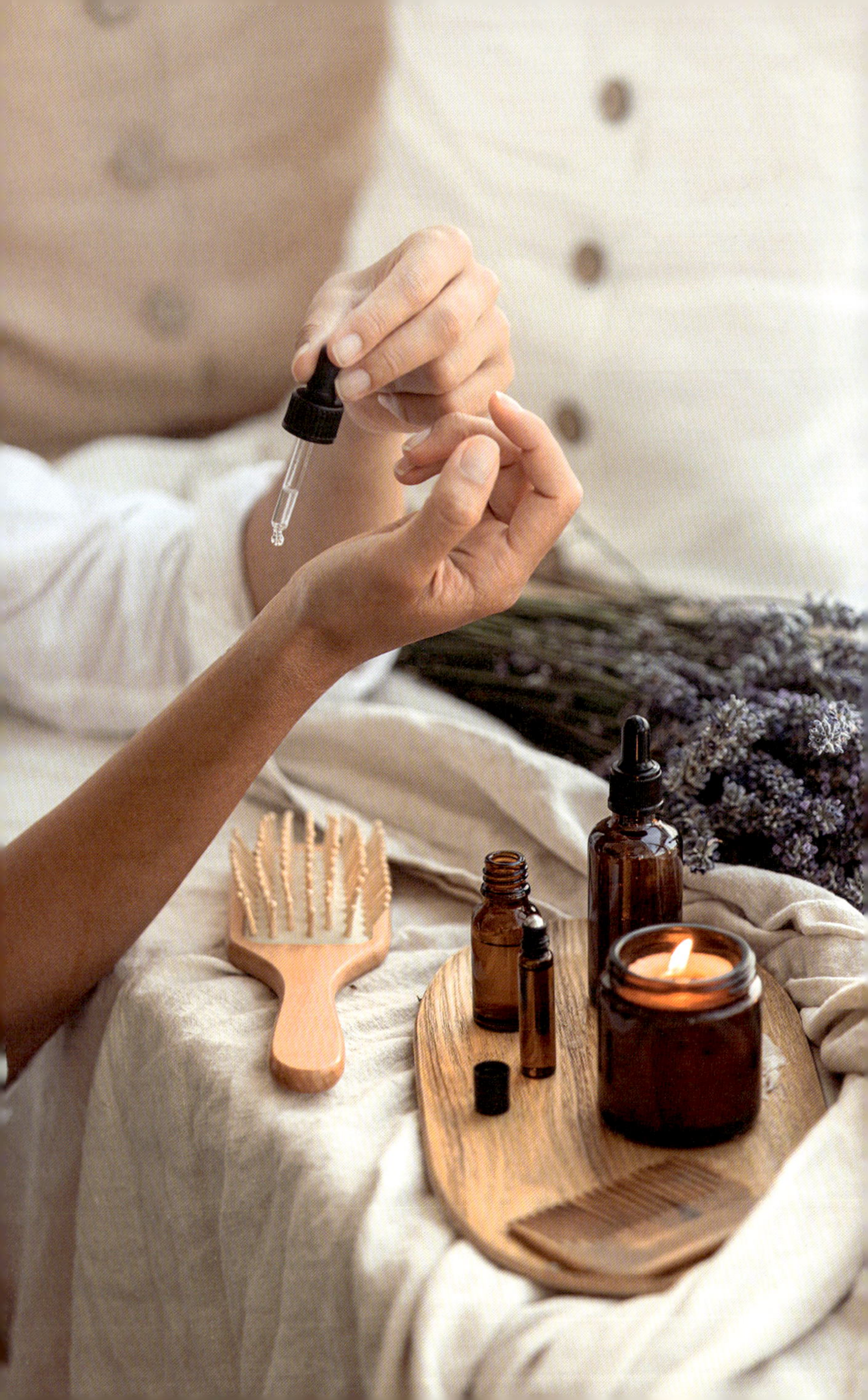

Schnelle Hilfe mit ätherischen Ölen

Die gesunden und wertvollen Inhaltsstoffe ätherischer Öle lassen sich auch gut in der Hausapotheke nutzen. Bei einer Vielzahl von Beschwerden können sie wohltuend und heilend Erste Hilfe leisten und für natürliche Linderung sorgen.

Schon im alten Ägypten wurden Weihrauch, Myrrhe und andere Duftstoffe verwendet – als Räuchermittel genauso wie als Zusätze von Ölen und Salben. Die Anwendung der Inhalation war ebenfalls bereits bekannt. Auch in der Bibel werden zahlreiche Düfte und Ölpflanzen sowie Salbungen erwähnt. Was die Menschen damals schon ahnten: Ätherische Öle bieten als Vielstoffgemische vielfältige Wirkungen und Anwendungsmöglichkeiten. Bei Atemwegsinfekten, Störungen im Verdauungstrakt oder schmerzenden Muskeln sind sie wohltuende Begleiter. Echter Lavendel hat beispielsweise einen beruhigenden Effekt auf Haut und Nerven und wird daher gern für Ölmischungen bei Hautproblemen genutzt.

Atemwegsinfektionen

Infektionen des Atemtraktes durch Erreger, wie Erkältung oder Bronchitis, sind die häufigsten Erkrankungen weltweit. Zum Atemtrakt oder auch Atmungsapparat zählen alle für die Atmung zuständigen Organe. Die oberen Atemwege sind Nase, Nasennebenhöhlen und Rachenraum, zu den unteren Atemwegen gehören Kehlkopf, Luftröhre, Bronchien und Lunge.

Eine Erkältung (grippaler Infekt) kann durch eine Vielzahl von Viren ausgelöst werden. Meist beginnt die Erkrankung langsam mit Halsschmerzen und Schnupfen und wird dann von Husten begleitet. Wenn eine Viruserkrankung besteht, können auch Bakterien leichter in den Körper eindringen, daher sind antivirale, antibakterielle und immunstärkende ätherische Öle bei jedem Infekt empfehlenswert. Kräutertees, Wadenwickel und Inhalationen unterstützen die Genesung. Eine echte Grippe (Influenza) beginnt meist plötzlich. Begleitet wird sie von einem starken Krankheitsgefühl, Gliederschmerzen, Schüttelfrost und Fieber. Hier kann die Erkrankungsdauer mit ätherischen Ölen eventuell verkürzt werden.

Gut zu wissen

Entzündliche Atemwegserkrankungen sind meist viral bedingt, daher sind ätherische Öle mit antiviralen, entzündungshemmenden und krampflösenden Eigenschaften gefragt. Dem Inhaltsstoff 1,8-Cineol kommt hierbei besondere Bedeutung zu, da er schleimlösend, entzündungshemmend und antiviral wirkt. Geeignete ätherische Öle bei einer viralen Infektion sind Cajeput, Eukalyptus globulus, Eukalyptus radiata, Lorbeer, Teebaum und Pfefferminze. Bei bakteriellen Infektionen eignen sich Cajeput, Eukalyptus globulus und Eukalyptus radiata.

DREI HILFREICHE ANWENDUNGEN MIT ÄTHERISCHEN ÖLEN

Allen Atemwegsinfektionen ist gemein, dass ihre Symptome gut mit Inhalationen, Einreibungen oder Ölkompressen gelindert werden können. Hierbei leisten die ätherischen Öle wertvolle Dienste, da sie je nach Öl beispielsweise entzündungshemmend und schleimlösend wirken. Auch für sehr empfindsame Menschen stellen sie eine sichere und zuverlässige Möglichkeit zur Behandlung oder auch Vorbeugung dar.

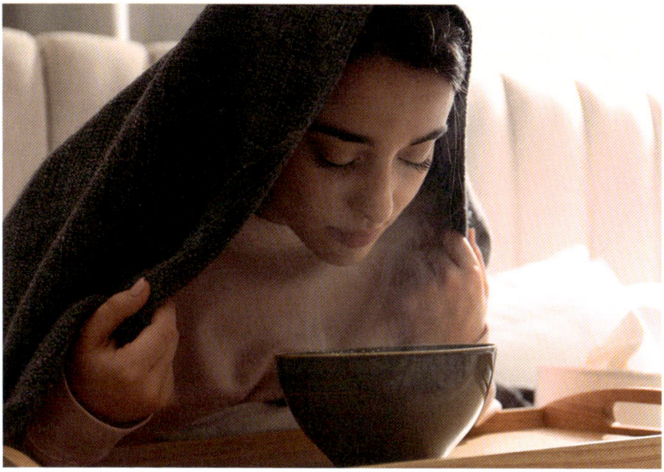

Anwendung 1: Die Inhalation

Inhalationen können ab dem Alter von 6 Jahren (unter Aufsicht) bis ins hohe Alter durchgeführt werden. Die Inhaltsstoffe der ätherischen Öle gelangen durch das Inhalieren in die Atemwege und werden dort verteilt. Der Inhaltsstoff 1,8-Cineol (siehe Kasten oben) wirkt unter anderem antiviral und lindert den Hustenreiz. Ätherische Öle, die diesen Inhaltsstoff enthalten, sind zum Beispiel Cajeput, Eukalyptus globulus, Eukalyptus radiata und Lorbeer.

Nach traditioneller Anwendungsart werden 1–2 Tropfen eines ätherischen Öls mit 1 Teelöffel Meersalz gemischt und in einer Schüssel mit 1–2 Liter heißem Wasser gut verrührt. Während der Inhalation gibt man ein Handtuch über den Kopf und atmet tief ein – mehrmals täglich für 5–15 Minuten. Anschließend sollte für 15–30 Minuten geruht werden. Zur Vorbeugung empfiehlt sich die Inhalation einmal täglich bis dreimal pro Woche.

Inhalation »Befreiung«

Das brauchen Sie:

1 Tropfen Cajeput
1 TL Meersalz
heißes Wasser

So gehen Sie vor:

- Ätherisches Öl mit Salz mischen und in das heiße Wasser geben.
- Den Kopf über die Schüssel beugen, mit einem Handtuch abdecken und den aromatischen Dampf für etwa 10 Minuten inhalieren.

Inhalation »Freie Nase«

Das brauchen Sie:

1 Tropfen Lorbeer
1 Tropfen Zitrone
1 TL Meersalz
heißes Wasser

So gehen Sie vor:

- Ätherische Öle mit Salz mischen und in das heiße Wasser geben.
- Den Kopf über die Schüssel beugen, mit einem Handtuch abdecken und den aromatischen Dampf für etwa 10 Minuten inhalieren.

Tipp

Ideal für unterwegs oder für zwischendurch eignet sich die Trockeninhalation. Dazu einfach 1–2 Tropfen ätherisches Öl auf ein Papiertaschentuch geben und inhalieren. Auch während eines Bades oder über ein Spray gelangen die Wirkstoffe ätherischer Öle in die Atemwege und können so lindern.

Erkältungsbad »Erholung«

Das brauchen Sie:
10 Tropfen Cajeput
10 Tropfen Orange
150 g Meersalz

So gehen Sie vor:
- Ätherische Öle in ein leeres Schraubglas füllen und schwenken, um die Glaswände zu benetzen.
- Das Meersalz zugeben, schließen und gut schütteln.
- Für ein Vollbad 4 Esslöffel der Mischung in das einfließende Badewasser geben.

Erkältungsspray

Das brauchen Sie:
15 Tropfen Cajeput
15 Tropfen Zitrone oder Limette
30 ml Alkohol (z.B. Wodka)
20 ml Wasser (frisch abgekocht und abgekühlt)

So gehen Sie vor:
- Ätherische Öle und Alkohol in eine leere Sprühflasche geben. Mit dem Wasser auffüllen und gut schütteln.
- Bei angehender Erkältung z.B. auf Schal, Kissen oder in den Raum sprühen.

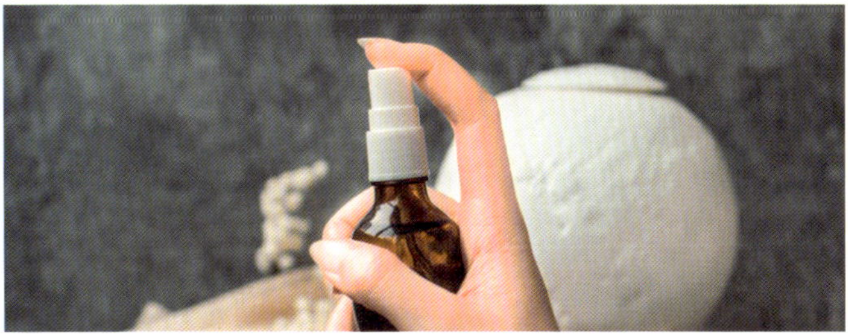

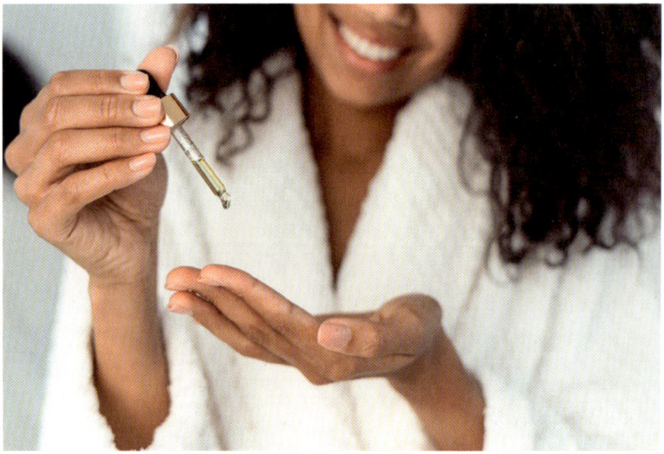

Anwendung 2: Die Einreibung
Wohltuend während einer Erkältung sind auch Einreibungen und sanfte Aromamassagen mit Aromaölmischungen auf Brust und/oder Rücken. Zur Vorbeugung wird die Einreibung einmal täglich bis dreimal pro Woche angewendet, für die Behandlung zwei- bis dreimal pro Tag.

Erkältungsöl »Basic«

Das brauchen Sie:
10 Tropfen Cajeput
10 Tropfen Echter Lavendel
50 ml Mandelöl

So gehen Sie vor:
- Ätherische Öle mit Mandelöl mischen.
- Bei Bedarf auf Brust und Nasenflügel auftragen.

Variante

10 Tropfen Lorbeer und 10 Tropfen Cajeput mit 50 ml Mandelöl mischen und bei Bedarf anwenden.

Anwendung 3: Ölkompresse

Für eine warme Ölkompresse 1 Teelöffel einer Mischung aus fettem Pflanzenöl und ätherischem Öl (z.B. Erkältungsöl »Basic«) auf eine ES-Kompresse (Kompresse mit eingeschlagenen Schnittkanten) geben. Die Kompresse kurz mit einem Fön oder auf der Heizung auf Körpertemperatur erwärmen und direkt auf die Brust legen. Zum Abdecken ein Tuch oder ein warmes Kirschkernkissen darauflegen, alles mit Kleidung fixieren und 15–30 Minuten ruhen. Warme Ölkompressen werden zur Vorbeugung einmal täglich bis dreimal pro Woche angewendet, zur Behandlung einmal täglich.

Ölkompresse »Warme Wohltat«

Das brauchen Sie:

10 Tropfen Cajeput
10 Tropfen Echter Lavendel
10 Tropfen Zitrone
100 ml Mandelöl
1 ES-Kompresse

So gehen Sie vor:

- Ätherische Öle mit Mandelöl mischen.
- Weiter vorgehen wie oben beschrieben (siehe »Anwendung 3: Ölkompresse«).

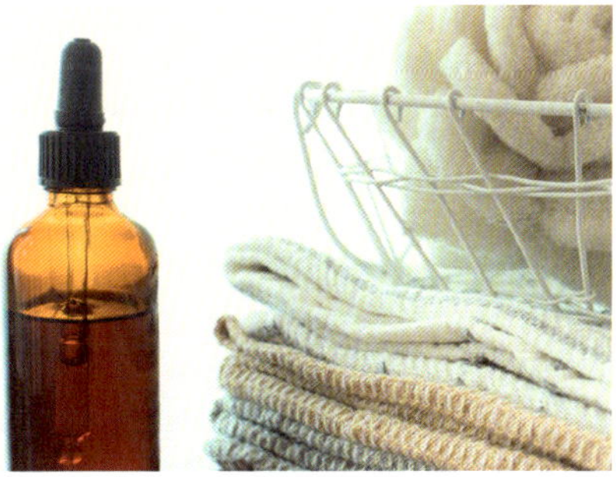

SCHNUPFEN (RHINITIS) UND SINUSITIS

Schnupfen gilt als die häufigste Hals-Nasen-Ohren-Erkrankung und ist meist viral bedingt. Seine Behandlung erfolgt durch Linderung der Symptome und Immunsystemstärkung. Weil besonders die erschwerte Atmung lästig ist, liegt der Schwerpunkt auf der Abschwellung der Schleimhaut. Geeignete ätherische Öle sind das hautfreundliche und schleimlösende Cajeput und die entzündungshemmende und befreiende Pfefferminze. Handelt es sich um Fließschnupfen oder Schnupfen mit einer allergischen Komponente, steht die Zypresse im Vordergrund (siehe »Allergischer Schnupfen«). Allgemein werden zur Linderung der Symptome Inhalationen und Einreibungen (beide siehe oben) empfohlen.

Wenn das Sekret aus den Nebenhöhlen nicht abfließen kann, kann sich aus einem leichten Schnupfen eine akute Vereiterung der Nasennebenhöhlen (Sinusitis) entwickeln. Klassische Begleitsymptome sind Druckgefühl oder Kopfschmerzen, die sich beim Bücken verstärken. Hier sind ätherische Öle sinnvoll, die schleimlösend, entzündungshemmend, antiviral und antibakteriell wirken.

Erkältungsöl »Schnupfen mit Kopfschmerzen«

Das brauchen Sie:

3 Tropfen Cajeput
5 Tropfen Pfefferminze
50 ml Mandelöl

So gehen Sie vor:

- Ätherische Öle mit Mandelöl mischen.
- Das Öl auf Brust und Rücken geben und einmassieren.

Tipp

Das Öl kann auch als Pflege für wunde Schnupfennasen verwendet werden. Bei Ohrenschmerzen hilft es ebenso, dann hinter den Ohrmuscheln auftragen.

OHRENSCHMERZEN

Auch Ohrenschmerzen können ein Symptom darstellen und sind oft die Folge eines Schnupfens. Die mit einer Erkältung einhergehende Schleimhautschwellung führt zu einer Verengung der Eustachischen Röhre. Daraus resultiert, dass der Druckausgleich zwischen Mittelohr und Umgebung nur unzureichend funktioniert, weshalb es zu Ohrenschmerzen kommt.

Die Schmerzen und der unangenehme Ohrdruck können durch abschwellende Maßnahmen gelindert werden. Hierbei sind schmerzstillende, entzündungshemmende ätherische Öle wie Cajeput oder Lorbeer nützlich. Die ätherischen Öle werden auf einen Wattebausch geträufelt und aufs Ohr gelegt. Niemals dürfen sie direkt in das Ohr geträufelt werden! Zusätzlich sind abschwellende ätherische Öle in Ölmischungen für die Nase empfehlenswert.

Ohrwatte »Linderung«

Das brauchen Sie:

1 Tropfen Cajeput
Wattebausch

So gehen Sie vor:

- Ätherisches Öl auf die Watte träufeln, diese auf das Ohr legen und ruhen.

Massageöl »Ohrwohl«

1 Tropfen Echter Lavendel
1 Tropfen Cajeput
1 EL Mandelöl

So gehen Sie vor:

- Ätherische Öle mit Mandelöl mischen.
- Mehrmals täglich rund um die Ohrmuscheln auftragen.

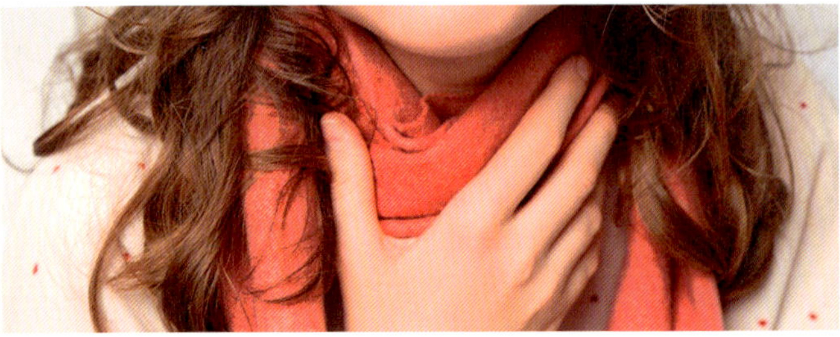

HALSSCHMERZEN

Zur Schleimlösung, bei Heiserkeit und beginnender Halsentzündung eignet sich ein wohltuender körperwarmer Halswickel mit einer Aromaölkompresse.

Ölmischung »Halswohl«

Das brauchen Sie:

2 Tropfen Lorbeer
50 ml Mandelöl
1 Innentuch (vorzugsweise aus Leinen)
1 Zwischentuch (aus Baumwolle)
1 Außentuch (zum Fixieren, z.B. Schal oder Halstuch)

So gehen Sie vor:

- Ätherisches Öl mit Mandelöl mischen und 1–2 Teelöffel der Mischung für die Zubereitung des Halswickels verwenden. Das Öl kann auch direkt auf den Hals aufgetragen und einmassiert werden.
- 1–2 Teelöffel der Ölmischung auf das Innentuch träufeln.
- Innentuch in einen Gefrierbeutel legen und zwischen zwei Wärmflaschen erwärmen oder kurz mit dem Fön anwärmen.
- Das körperwarme Öltuch auf die beiden anderen Tücher legen und um den Hals wickeln.
- Ca. 30 Minuten bis 2 Stunden anwenden, aber nur, solange es sich angenehm anfühlt.

HUSTEN UND BRONCHITIS

Husten ist ein Symptom, das die Luftwege von schädlichen Substanzen reinigt und Keime abwehrt. Eine akute Bronchitis dagegen nennt man die viral bedingte, entzündliche Veränderung der Bronchialschleimhaut, die von Symptomen wie Husten, Schleimbildung und Fieber begleitet wird. Um Husten und Bronchitis zu lindern, eignen sich auswurffördernde, krampflösende und entzündungshemmende ätherische Öle. Hierbei haben sich vor allem 1,8-Cineol-haltige ätherische Öle wie Cajeput und Lorbeer bewährt. Alle drei oben beschriebenen Anwendungsformen – Inhalation, Einreibung, Ölkompresse – kommen zum Einsatz.

Ätherische Öle bei Husten und Bronchitis

Ätherisches Öl	Hilfreiche Wirkung
Cajeput, Lorbeer	schleimlösend und entzündungshemmend
Benzoe Siam	hustenreizstillend
Cajeput, Teebaum	antibakteriell und antiviral

FIEBER

Eine erhöhte Temperatur hat zum Ziel, Krankheitserreger vermehrungsunfähig zu machen, und ist eine wertvolle körpereigene Selbstregulation. Fieber bewirkt, dass die Aktivität des Immunsystems um ein Vielfaches gesteigert wird. Ab wann Fieber gesenkt werden sollte, hängt vom Befinden, der Gesamtsituation und der ärztlichen Empfehlung ab. Maßnahmen, um Fieber zu senken, sind beispielsweise Wadenwickel oder Waschungen. Hierfür eignet sich die fiebersenkende Zitrone. Voraussetzung für Wadenwickel ist, dass der ganze Körper warm ist, auch Arme und Beine. Sollten Hände oder Füße kalt sein, diese vor der Anwendung mit Socken und Decke anwärmen.

Wadenwickel bei Fieber

Das brauchen Sie:
2 Tropfen Zitrone
3 TL Meersalz
2 l temperiertes Wasser (siehe Anwendung)
2 Innentücher (vorzugsweise aus Leinen)
2 Zwischentücher (aus Baumwolle)
2 Außentücher (Naturmoltontücher oder Wollkniestrümpfe)

So gehen Sie vor:

- Ätherisches Zitronenöl mit Meersalz mischen und in das Wasser geben. Für Erwachsene sollte das Wasser maximal 5–10 Grad niedriger als die Fiebertemperatur sein und lieber zu warm als zu kalt gewählt werden.
- Innentücher in dem Wasser tränken, leicht auswringen und eng anliegend um die Mitte der Waden wickeln.
- Trockenes Zwischentuch und Außentuch locker umlegen und mit einer leichten Bettdecke zudecken. Eventuell warme Socken oder eine körperwarme Wärmflasche für die Fußsohlen verwenden.
- 10–20 Minuten ruhen. Die Tücher abnehmen, bevor die Innentücher trocken sind.
- Um das Fieber zu senken, den Wickel bis zu dreimal wiederholen.
- Das Fieber sollte vor dem ersten und nach dem letzten Wickel gemessen und um nicht mehr als 1 Grad gesenkt werden, da sonst Herz und Kreislauf zu sehr belastet werden.

Aufgepasst!

Sollte das Fieber 30 Minuten nach der Anwendung bzw. den Anwendungen nicht sinken, sollte ein Arzt befragt und die Ursache geklärt werden.

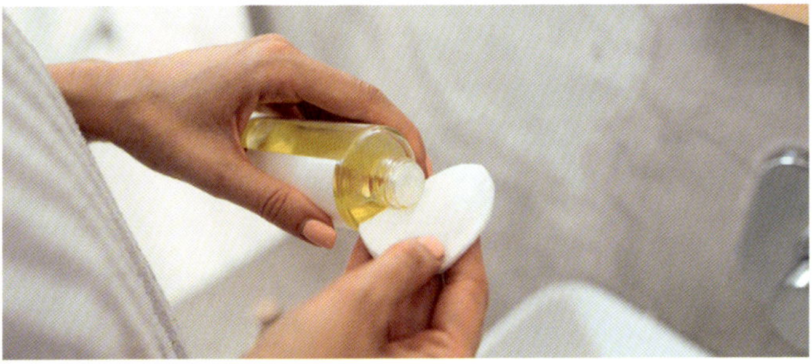

ALLERGISCHER SCHNUPFEN

Immer mehr Menschen leiden an allergischem Schnupfen. Der störende Fließschnupfen entsteht durch Allergene verschiedenster Art (z.B. Blütenpollen, Nahrungsmittel u.a.), die eine überschießende Reaktion des Immunsystems auslösen. In der Aromatherapie werden membranstabilisierende Eigenschaften auf die Mastzellen genutzt. Mastzellen sind Blutzellen, die dabei helfen, Erreger abzuwehren. Somit wird die Histaminausschüttung reduziert und dadurch die Reaktion auf das entsprechende Allergen. Ätherisches Manukaöl und Zedernöl wirken antihistaminisch, Zypresse hat antiallergische Eigenschaften. Die einzelnen Öle können als Inhalation verwendet werden oder einzeln bzw. als Mischung mit fettem Pflanzenöl gemischt und auf die Brust aufgetragen werden.

Nasenöl bei Allergie

Das brauchen Sie:

5 Tropfen Zypresse
4 Tropfen Cajeput
20 ml Mandelöl

So gehen Sie vor:

- Ätherische Öle mit Mandelöl mischen.
- Dreimal täglich etwas Öl auf ein Wattepad geben und die Nasenöffnung damit benetzen.

Ölmischung bei allergischem Schnupfen

Das brauchen Sie:

1 Tropfen Zypresse
1 EL Mandelöl

So gehen Sie vor:

- Ätherisches Öl mit Mandelöl mischen und auf Brust und die Nasenflügel auftragen.

NASENBLUTEN

Bei häufigem Nasenbluten hilft es, Räume gut zu lüften, um die Luft zu befeuchten, Zimmerbrunnen aufzustellen oder die Luftfeuchtigkeit durch das Aufhängen von feuchter Wäsche in den Wohnräumen zu erhöhen.

Nasenemulsion »Pflege«

Das brauchen Sie:

10 ml Aprikosenkernöl
10 ml Orangenblütenwasser

So gehen Sie vor:

- Zutaten in eine 20-ml-Flasche geben.
- Vor Bedarf gut schütteln und mit einem Wattestäbchen auf die Nasenschleimhaut auftragen.

Tipp

Um die Nasenschleimhaut zu befeuchten, eignen sich Rosen- oder Orangenblütenwasser (alkoholfrei). Einfach in eine leere Flasche mit Nasenspray-Aufsatz abfüllen und jeweils einen Sprühstoß in jedes Nasenloch geben.

Störungen des Verdauungstrakts

Falsche Ernährung, hastiges Essen, Stress oder starke seelische Belastungen können zu Funktionsstörungen des Verdauungstrakts (z.B. Blähungen, Magen-Darm-Krämpfe, Verstopfung) führen. Bei diesen Beschwerden können Bauchmassagen oder feuchtwarme Auflagen mit ätherischen Ölen lindernd wirken. Wichtig ist allerdings immer, die Ursachen zu prüfen und gegebenenfalls einen Arzt zur Klärung der Symptome aufzusuchen.

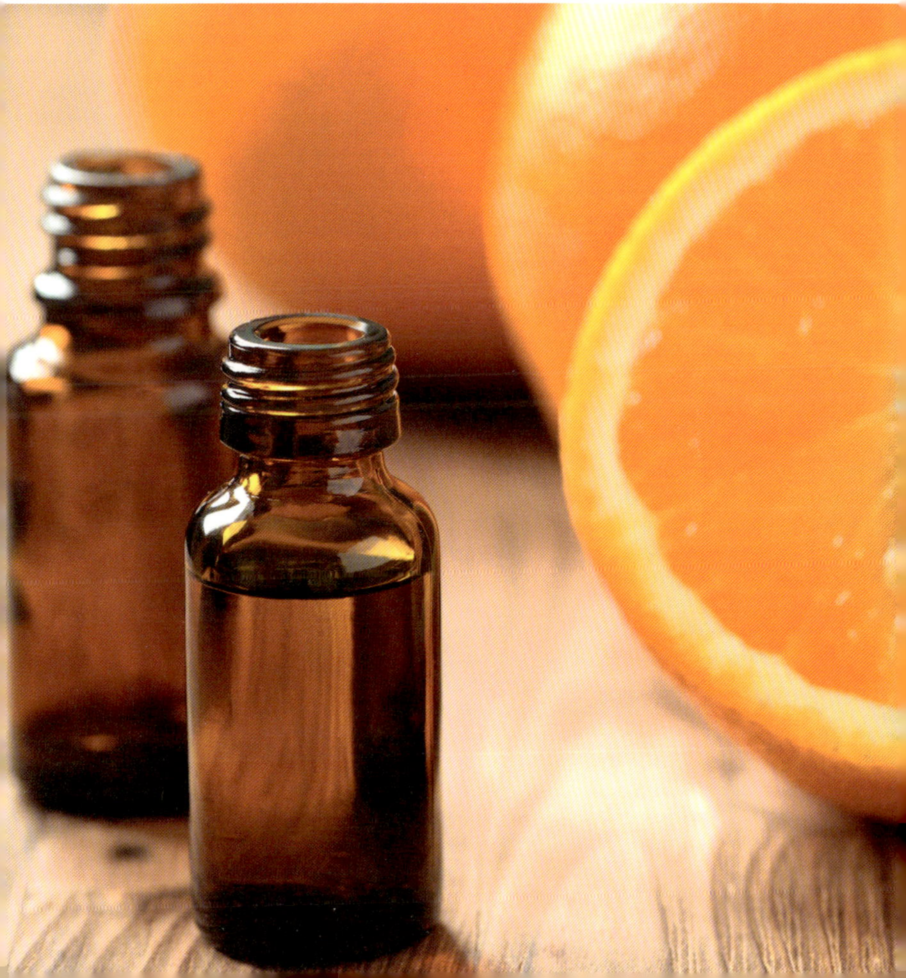

ÜBELKEIT

Übelkeit kann unterschiedliche Ursachen haben (z.B. zu fettes Essen, Reisekrankheit) und spricht gut auf eine Behandlung mit ätherischen Ölen an. Vor allem ätherisches Pfefferminzöl ist durch seine krampflösenden Eigenschaften ein sehr beliebter Naturduft für alle Arten von Übelkeit. Tatsächlich zeigt eine Übersichtsarbeit der Autoren P. L. Lua und N. S. Zakaria aus dem Jahr 2012 (nachzulesen in Eliane Zimmermanns Klassiker **Aromatherapie für Pflege- und Heilberufe**): Mithilfe von inhaliertem Pfefferminzöl und Ingweröl kann das Auftreten und die Stärke von Übelkeit gelindert und weitere Maßnahmen reduziert werden. Bewährt haben sich zusätzlich auch alle Zitrusschalendüfte (Bergamotte, Grapefruit, Limette, Orange, Zitrone u.a.) sowie Rosmarin Cineol. Wichtig ist bei der Auswahl des Duftes, dass er als angenehm empfunden wird.

Aromastick »Anti-Übelkeit«

Das brauchen Sie:

3 Tropfen Orange
3 Tropfen Zitrone

So gehen Sie vor:

- Ätherische Öle auf das Vlies im Aromastick geben und bei Bedarf daran riechen.

Aromastick »Frische«

Das brauchen Sie:

4 Tropfen Zitrone
2 Tropfen Pfefferminze

So gehen Sie vor:

- Ätherische Öle auf das Vlies im Aromastick geben und bei Bedarf daran riechen.

Zitrone und Pfefferminze erfrischen und lindern Übelkeit.

BLÄHBAUCH

Durch Bewegungsmangel, eine gestörte Darmflora und anderes mehr können häufige und lästige Beschwerden wie Meteorismus (Blähbauch) und Krämpfe entstehen. Bei von Blähungen verursachten Schmerzen helfen sanfte Bauchmassagen, die in kreisenden Bewegungen im Uhrzeigersinn durchgeführt werden und die natürliche Bewegung des Dickdarms anregen. Begonnen wird im rechten Unterbauch. Entblähende ätherische Öle sind Anissamenöl, Koriandersamenöl sowie Orangenöl.

Bauchöl »Wohltat«

Das brauchen Sie:

4 Tropfen Koriandersamen
2 Tropfen Echter Lavendel
4 Tropfen Orange
50 ml Mandelöl

So gehen Sie vor:

- Ätherische Öle mit Mandelöl mischen.
- Als Bauchöl verwenden oder eine sanfte Bauchmassage im Uhrzeigersinn durchführen. Auch das Massieren der Fußsohlen hat sich bewährt.

Bauchöl »Ciao Blähbauch«

Das brauchen Sie:

5 Tropfen Anissamen
5 Tropfen Koriandersamen
50 ml Mandelöl

So gehen Sie vor:

- Ätherische Öle mit Mandelöl mischen.
- Als Bauchöl verwenden oder eine sanfte Bauchmassage im Uhrzeigersinn durchführen. Auch das Massieren der Fußsohlen hat sich bewährt.

VERSTOPFUNG

Obstipation (Verstopfung) kann durch verschiedene harmlose Ursachen ausgelöst werden, zum Beispiel durch Stress oder Ballaststoffmangel. Betroffene Erwachsene haben weniger als dreimal pro Woche Stuhlgang, wobei der Stuhl hart, die Stuhlentleerung erschwert und schmerzhaft ist. Um die Verdauung anzuregen, eignen sich Ölmischungen mit ätherischem Ingweröl. Bei Verstopfung mit Krämpfen hilft ätherisches Pfefferminzöl aufgrund seines krampflösenden Effekts. Auch Echter Lavendel hat dank der enthaltenen Ester (z.B. Linalylacetat) eine entkrampfende Wirkung. Lavendel wirkt außerdem beruhigend auf die Psyche, wenn einem »etwas auf den Magen schlägt«. Als blähungslindernd gilt ätherisches Orangenöl, daher eignet es sich besonders bei Verstopfung in Kombination mit Blähungen. Empfehlenswert ist die Anwendung in Form sanfter Bauchmassagen mit einer Verdünnung der ätherischen Öle in fettem Pflanzenöl.

Verdauungsöl »Ruhe für den Bauch«

Das brauchen Sie:

7 Tropfen Echter Lavendel
5 Tropfen Orange
8 Tropfen Ingwer
50 ml Mandelöl

So gehen Sie vor:

- Ätherische Öle in das Mandelöl geben und schütteln.
- Die Einreibung bei Bedarf auf den Bauch auftragen und im Uhrzeigersinn sanft einmassieren.

Echter Lavendel, Ingwer und Orange unterstützen die Verdauung, Lavendel ist außerdem hilfreich bei Krämpfen im Verdauungstrakt.

Verdauungsöl »Entspannung für den Bauch«

Das brauchen Sie:

2 Tropfen Pfefferminze
50 ml Mandelöl

So gehen Sie vor:

- Ätherisches Öl in das Mandelöl geben und schütteln.
- Die Einreibung bei Bedarf auf den Bauch auftragen und im Uhrzeigersinn sanft einmassieren.

Kompresse »Bauchwärme«

Das brauchen Sie:

2 Tropfen Echter Lavendel
1 EL Mandelöl
1 ES-Kompresse
1 Baumwolltuch

So gehen Sie vor:

- Ätherisches Öl mit dem Mandelöl mischen und auf die ES-Kompresse (Kompresse mit eingeschlagenen Schnittkanten) geben.
- Die Auflage auf den Bauch legen, das Baumwolltuch darüberlegen und ein Unterhemd überziehen. Eventuell alles mit einem Bauchwickel fixieren.

Tipp

Die Kompresse erwärmt sich durch die Körperwärme. Bei Bedarf zusätzlich ein warmes Kirschkernkissen auflegen.

HÄMORRHOIDALBESCHWERDEN

Hämorrhoiden sind Gefäßpolster im Enddarm und helfen, den After zu verschließen. Vergrößern sie sich, etwa aufgrund von Verstopfung, können Beschwerden entstehen, die sich zum Beispiel in einem schmerzhaften Juckreiz oder sogar Brennen äußern. Hämorrhoidalbeschwerden können aber auch Symptome anderer Ursachen sein, weshalb sie immer medizinisch untersucht werden sollten. Lindernd wirken unter anderem ätherisches Zypressen-, Lavendel- und Muskatellersalbeiöl.

Pflegeöl »Juckreiz ade«

Das brauchen Sie:

4 Tropfen Echter Lavendel
6 Tropfen Zypresse
3 Tropfen Muskatellersalbei
50 ml Mandelöl

So gehen Sie vor:

- Ätherische Öle in einer Flasche mit Mandelöl mischen und die Flasche schütteln.
- Das juckreizlindernde Öl nach der Reinigung des Afters mit Wasser mehrmals täglich auf die betroffenen Stellen auftragen.

UNTERSTÜTZUNG FÜR DIE LEBER

Die Leber hat viele wichtige Aufgaben, unter anderem ist sie das zentrale Entgiftungsorgan in unserem Körper. Um die Leber in ihrer Funktion zu unterstützen, werden ätherische Öle in Kombination mit einem Leberwickel empfohlen. Rosmarin Verbenon regeneriert die Leberzellen, Immortellenöl hat entkrampfende und entzündungshemmende Eigenschaften. Ätherisches Rosenöl unterstützt die Regeneration der Leberzellen, lindert Schmerzen und Krämpfe. Will man auf den

Leberwickel verzichten, können die ätherischen Öle auch einzeln oder als Mischung im fetten Öl auf den Bauch aufgetragen und einmassiert werden.

Ölmischung »Leberwickel«

Das brauchen Sie:
5 Tropfen Rosmarin Verbenon
5 Tropfen Immortelle
50 ml Mandelöl
2 Tücher
1 Wärmflasche

So gehen Sie vor:
- Ätherische Öle mit Mandelöl mischen.
- 1 Teelöffel dieser Mischung auf ein Tuch geben und auf Körpertemperatur erwärmen (z.B. mithilfe einer Wärmflasche oder eines Föns).
- Die Auflage auf den rechten Oberbauch legen, mit einem weiteren Tuch und abschließend mit einer Wärmflasche abdecken.
- So lange anwenden, bis der Wickel abkühlt. 30 Minuten nachruhen.

Gut zu wissen

Leberwickel wendet man idealerweise um die Mittagszeit an (zwischen 13 und 15 Uhr), da die Leber hier am aktivsten ist. Nach der Traditionellen Chinesischen Medizin (TCM) hat jedes Organ seine Arbeits- und Ruhezeiten. Ist diese Uhrzeit nicht gut geeignet, kann der Leberwickel auch abends durchgeführt werden, er wirkt beruhigend und schlaffördernd.

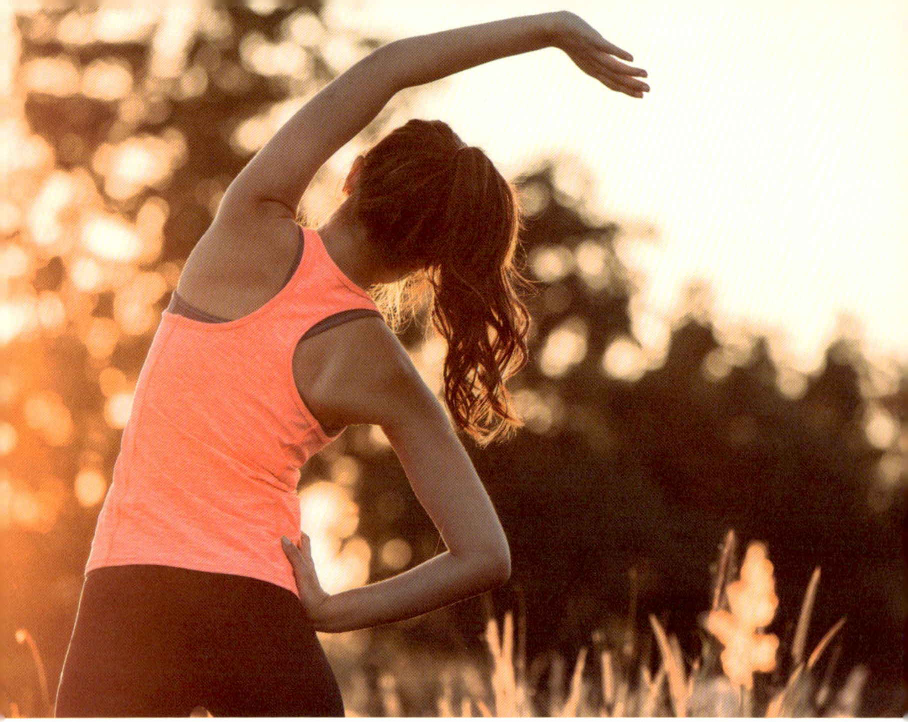

Rund um die Bewegung

Ungewohnte körperliche Betätigung kann zu Muskelkater oder Rückenschmerzen führen. Oder wir stoßen uns und es erscheint ein blauer Fleck auf unserer Haut. Bei diesen Themen rund um die Bewegung kommen ätherische Öle ins Spiel und helfen dank ihrer schmerzlindernden Wirkung (Wintergrün, Cajeput) oder ihrer Eigenschaft, blaue Flecken aufzulösen (Immortelle).

MUSKELKATER UND VERSPANNUNGEN

Bekanntermaßen entsteht Muskelkater nach intensiver körperlicher Anstrengung, zum Beispiel nach übermäßigem Sport oder einer Bergwanderung, die man nach langer Pause unternahm. Massagen mit ätherischen Ölen und entspannende Bäder verschaffen Linderung bei schmerzenden und verspannten Muskeln.

Sportleröl »Muskelfit«

Das brauchen Sie:

2 Tropfen Wintergrün
8 Tropfen Cajeput
5 Tropfen Zitrone
50 ml Johanniskrautöl

So gehen Sie vor:

- Ätherische Öle mit Johanniskrautöl mischen.
- Nach körperlichen Aktivitäten auftragen und einmassieren.

Das Sportleröl unterstützt den regenerierenden Effekt einer Massage.

Tipp

Verwenden Sie das Sportleröl direkt im Anschluss an den Sport: Einfach nach dem Duschen auf die noch leicht feuchte Haut auftragen. Somit lässt es sich gut verteilen und zieht schnell ein.

Sportlerbad »Muskelentspannung«

Das brauchen Sie:

4 Tropfen Cajeput
4 Tropfen Zitrone
3 EL Meersalz

So gehen Sie vor:

- Ätherische Öle mit Meersalz mischen und in das einfließende Badewasser geben.
- 15 Minuten baden und anschließend nachruhen.

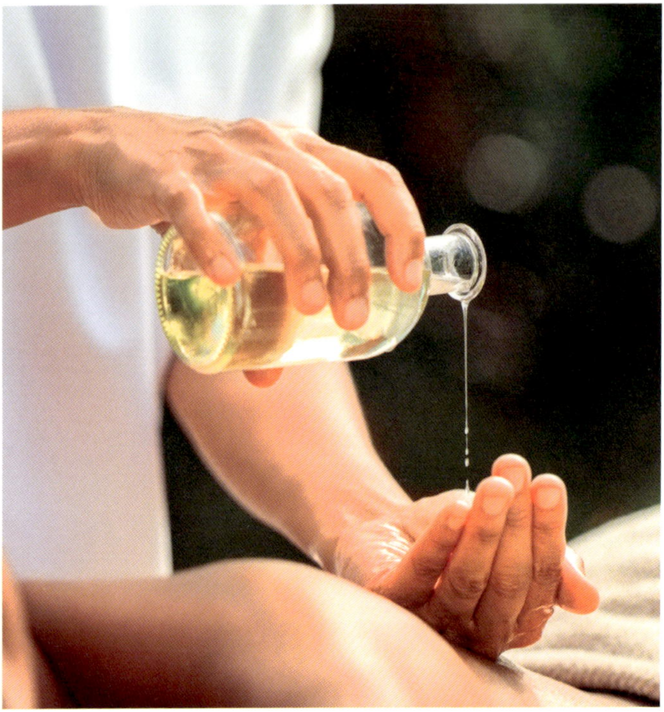

RÜCKENSCHMERZEN

Ursache für einen schmerzenden Rücken können falsche Bewegungen oder Verspannungen sein, vor allem im Schulter- und Rückenbereich. Auch wer im Stress ist, spannt unbewusst Muskeln an, was zu Verspannungen in diesem Bereich und zu Kopfschmerzen führen kann. Die schmerzlindernden ätherischen Öle Cajeput und Wintergrün wirken hier krampflösend und gleichzeitig entspannend auf die Psyche. Echter Lavendel und Neroli helfen bei Kopfschmerzen, die durch Verspannungen entstehen. Johanniskrautöl eignet sich besonders gut als Basisöl, weil es einen schmerzlindernden Effekt hat.

Massageöl »Starker Rücken«

Das brauchen Sie:

5 Tropfen Orange
2 Tropfen Wintergrün
50 ml Johanniskrautöl

So gehen Sie vor:

- Ätherische Öle mit Johanniskrautöl mischen und schütteln.
- Die Einreibung bei Bedarf auftragen und einmassieren.

Massageöl »Wohltat«

Das brauchen Sie:

5 Tropfen Orange
5 Tropfen Cajeput
5 Tropfen Echter Lavendel
50 ml Johanniskrautöl

So gehen Sie vor:

- Ätherische Öle mit Johanniskrautöl mischen und schütteln.
- Die Einreibung bei Bedarf auftragen und einmassieren. Dabei kann die Partnerin oder der Partner einbezogen werden und eine wohltuende Massage durchführen.

Massageöl »Entspannung«

Das brauchen Sie:

4 Tropfen Neroli 10 %
6 Tropfen Orange
50 ml Mandelöl

So gehen Sie vor:

- Ätherische Öle mit Mandelöl mischen und schütteln.
- Die Einreibung bei Bedarf auftragen und einmassieren.

BLAUE FLECKEN

Einmal kurz angestoßen, und schon bildet sich ein blauer Fleck. Immortelle ist ein bewährtes Mittel hierfür, Aromatherapeut*innen gilt sie als die »Superarnika«. Immortelle hat darüber hinaus starke wund- und hautregenerierende Eigenschaften.

Notfallmischung »Schnelle Hilfe«

Das brauchen Sie:

5 ml Immortelle
5 ml Echter Lavendel

So gehen Sie vor:

- Ätherische Öle mischen und bei stumpfen Verletzungen direkt pur auf die betroffene Hautstelle auftragen.

Immortellenöl löst blaue Flecken auf, Echter Lavendel lindert den Schmerz.

Ölmischung »Ciao blauer Fleck«

Das brauchen Sie:

5 Tropfen Immortelle
5 Tropfen Echter Lavendel
50 ml Johanniskrautöl

So gehen Sie vor:

- Ätherische Öle mit Johanniskrautöl mischen und auf die betroffenen Stellen auftragen.

Spray »Ciao blauer Fleck«

Das brauchen Sie:

25 ml Johanniskrautöl
25 ml Immortellenwasser
5 Tropfen Immortelle

So gehen Sie vor:

- Johanniskrautöl und Immortellenwasser in eine 50-ml-Sprühflasche füllen und ätherisches Öl dazugeben.
- Vor der Anwendung gut schütteln und auf die betroffenen Hautstellen aufsprühen.

Hautprobleme

Ob Juckreiz, Herpes oder Sonnenbrand – ätherische Öle sind heilsame Mittel bei kleineren Hautproblemen. Echter Lavendel wirkt hautpflegend, juckreizlindernd und ist eine Wohltat bei leichten Verbrennungen, Teebaumöl ist dagegen hilfreich bei Herpes. Diese und weitere ätherische Öle lassen sich in wohltuenden und duftenden Hautölmischungen verwenden.

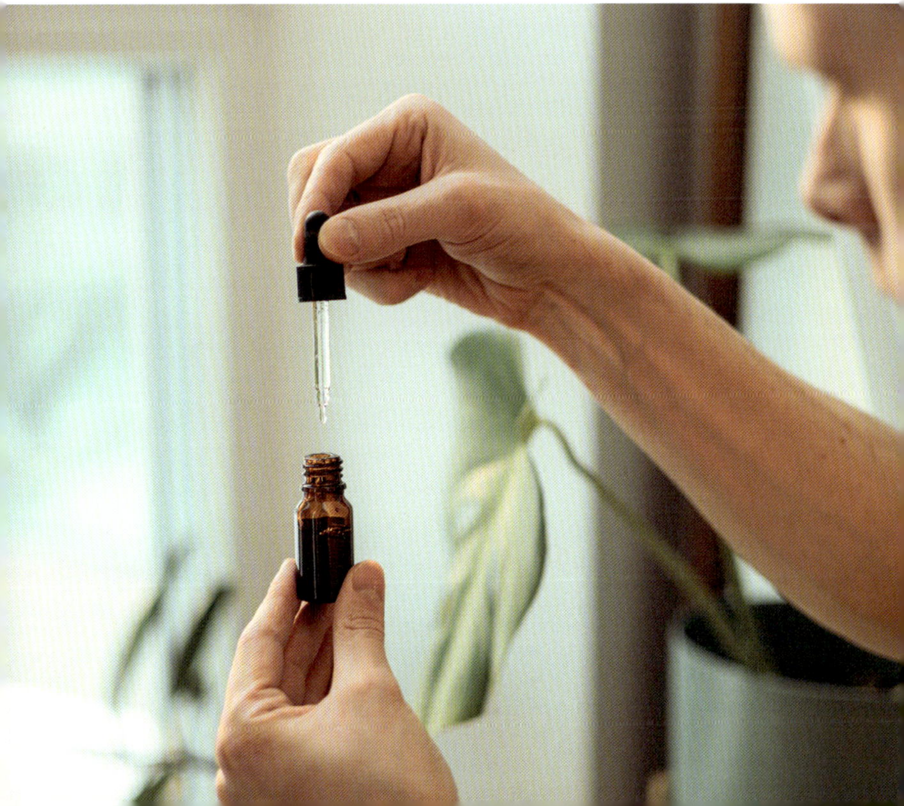

JUCKREIZ

Hautjucken kann verschiedenste Auslöser haben, die immer geklärt werden sollten. Oft ist es allergisch bedingt oder nervöser Art ohne erkennbare Ursache. Ätherische Öle haben sich hier bewährt, da sie sowohl auf den Körper als auch auf die Psyche Einfluss nehmen. So wirkt Echter Lavendel beispielsweise juckreizstillend und entspannend.

Körperöl »Beruhigung«

Das brauchen Sie:

1 Tropfen Immortelle
8 Tropfen Echter Lavendel
4 Tropfen Orange
50 ml Mandelöl

So gehen Sie vor:

- Ätherische Öle mit Mandelöl mischen.
- Bei Bedarf auf die leicht feuchte Haut auftragen und sanft einmassieren.

Hautöl »Adieu Juckreiz«

Das brauchen Sie:

10 Tropfen Echter Lavendel
5 Tropfen Neroli 10 %
50 ml Mandelöl

So gehen Sie vor:

- Ätherische Öle mit Mandelöl mischen.
- Bei Bedarf auf trockene und juckende Hautstellen auftragen.

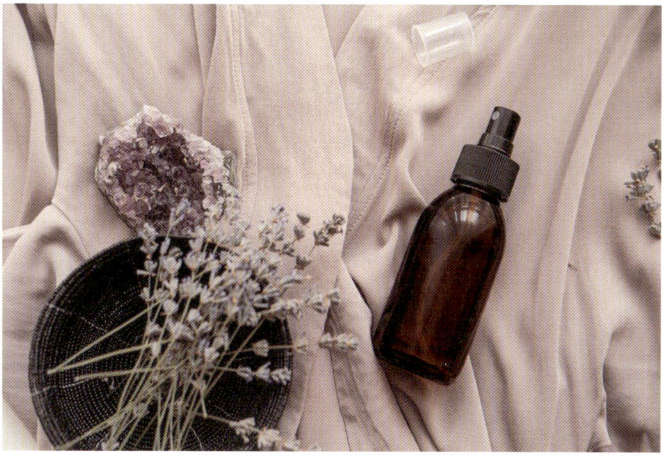

INSEKTENSTICHE

Es gibt ätherische Öle, die sich zur Abwehr von Insekten bewährt haben. Einen hundertprozentigen Schutz gibt es allerdings nicht. Wurde man gestochen, helfen Lavendel und Teebaum.

Körperspray »Bye-bye Insekten«

Das brauchen Sie:

70 ml Rosenwasser
30 ml Mandelöl
10 Tropfen Echter Lavendel
10 Tropfen Eukalyptus citriodora
5 Tropfen Palmarosa

So gehen Sie vor:

- Rosenwasser und Mandelöl in einer Sprühflasche mischen und ätherische Öle zugeben.
- Vor jeder Anwendung gut schütteln und auf die gefährdeten Körperstellen aufsprühen.

Erste Hilfe bei Insektenstich

Das brauchen Sie:
1 Tropfen Teebaum

So gehen Sie vor:
- Ätherisches Öl pur auf die Stichstelle auftragen.
- Bei Bedarf ein- bis zweimal wiederholen, bis sich die Beschwerden bessern.

Teebaumöl wirkt juckreizstillend und entzündungshemmend.

Hautöl »Insektenstich«

Das brauchen Sie:
2 Tropfen Teebaum
2 Tropfen Echter Lavendel
2 EL Mandelöl

So gehen Sie vor:
- Ätherische Öle mit Mandelöl mischen und auf die juckenden Insektenstiche auftragen.

HERPES

Herpes-simplex-Viren verursachen schmerzhafte Bläschen, die im Bereich der Lippen, seltener auf Zunge und Mundschleimhaut auftreten. Oft erfolgt die Ansteckung, meist durch Tröpfcheninfektion, schon in frühen Lebensjahren und bleibt erst einmal unbemerkt, während die Viren in den Gesichtsnerven überdauern. Bei manchen Menschen kommt die Erkrankung nie zum Ausbruch, bei anderen kann sie immer wieder auftreten, ausgelöst zum Beispiel durch schlechte Immunlage, Stress oder Sonneneinstrahlung. Die Beschwerden beginnen mit einem Spannen der Haut, verbunden mit Juckreiz und Brennen. Einige Stunden bis etwa einen Tag später bilden sich schmerzhafte Bläschen, die eine virenhaltige, wässrige Flüssigkeit enthalten und durch Kratzen aufplatzen können.

Aufgepasst!

Unbedingt darauf achten, dass das Virus nicht mit den Fingern auf die Augen oder andere Körperstellen übertragen wird.

Ein bis zwei Tage später trocknen die Bläschen aus und verkrusten. Die Kruste kann zum Beispiel durch Sprechen wieder aufreißen, was schmerzhaft ist. Durch Einfetten lässt sich die Haut hier geschmeidig halten. Unter der Kruste bildet sich neue Haut und nach etwa 10–14 Tagen ist die Wunde abgeheilt.

Eine Gruppe von Wissenschaftlern an der Universität Heidelberg fand heraus, dass ätherische Öle bei Herpes labialis (Lippenherpes) helfen. Vor allem Manuka (Leptospermum scoparium), Teebaum (Melaleuca alternifolia) und Melisse (Melissa officinalis) erwiesen sich hier als besonders erfolgreich. Wichtig ist, sofort bei den ersten Symptomen mit der Behandlung zu beginnen.

Herpesöl

Das brauchen Sie:

6 Tropfen Teebaum
10 ml Mandelöl

So gehen Sie vor:

- Ätherisches Öl mit Mandelöl mischen und bei den ersten Anzeichen von Lippenherpes mithilfe eines Wattestäbchens auf die betroffenen Hautstellen auftragen.
- Bis zum Abklingen der Symptome mehrmals täglich wiederholen.

FUSSPILZ

Besonders die feuchten und warmen Zehenzwischenräume sind anfällig für Fußpilz. Menschen, deren Immunsystem geschwächt ist, sind besonders gefährdet. An Orten, die von vielen Menschen besucht werden (Schwimmbäder, Sauna u.a.), kann man sich leicht anstecken. Vorsorglich sollten dort Badesandalen oder Hausschuhe getragen werden. Außerdem ist es wichtig, die Zehenzwischenräume nach dem Baden oder Duschen immer gut abzutrocknen.

Hautöl »Pilz ade«

Das brauchen Sie:

15 Tropfen Teebaum
5 Tropfen Echter Lavendel
50 ml Mandelöl

So gehen Sie vor:

- Ätherische Öle in das Mandelöl geben.
- Auf die betroffenen Hautstellen auftragen und in kreisenden Bewegungen einmassieren.

SONNENBRAND UND LEICHTE VERBRENNUNGEN

Trotz vorbeugender Maßnahmen kann es passieren, dass man sich einen Sonnenbrand zuzieht. Dann helfen lindernde Mischungen mit ätherischen Ölen. Auch bei leichten Verbrennungen, wodurch die Haut gerötet ist, sind diese Mischungen wohltuend. Für die schnelle Erste Hilfe eignet sich Echter Lavendel: Die betroffene Stelle unter fließendem kühlen Wasser abkühlen, dann 1–2 Tropfen Lavendelöl direkt auf die betroffene Hautstelle auftragen. Bei sofortiger Anwendung lässt der Schmerz bald nach und das Anschwellen des Gewebes wird oft noch verhindert. Gleichzeitig hat ätherisches Lavendelöl eine entspannende Wirkung auf die Psyche.

Achtung

Bei schweren Verbrennungen mit Symptomen wie Blasenbildung und starken Schmerzen bitte umgehend ärztliche Hilfe aufsuchen.

Hautöl »After Sun«

Das brauchen Sie:
3 Tropfen Pfefferminze
7 Tropfen Echter Lavendel
50 ml Mandelöl

So gehen Sie vor:
- Ätherische Öle mit Mandelöl mischen.
- Auf die betroffenen Hautstellen auftragen und sanft einmassieren.

Ätherisches Pfefferminzöl kühlt, Lavendel wirkt schmerzlindernd.

Aufgepasst!

Fette Pflanzenöle dürfen niemals auf schwerere Brandwunden aufgetragen werden.

SOS-Spray »Linderung«

Das brauchen Sie:
10 Tropfen Echter Lavendel
50 ml Rosenwasser

So gehen Sie vor:
- Ätherisches Öl mit Rosenwasser mischen.
- Bei Bedarf auf die geröteten Hautstellen sprühen.

Rosenwasser hat einen kühlenden Effekt, Echter Lavendel wirkt hautberuhigend und regenerierend.

Ölmischung »Erste Hilfe«

Das brauchen Sie:
2 Tropfen Echter Lavendel
2 Tropfen Immortelle

So gehen Sie vor:
- Ätherische Öle bei Schürfwunden oder leichten Verbrennungen direkt auf die betroffene Stelle tropfen.

Echter Lavendel und Immortelle unterstützen die Wundheilung.

Wichtig

Achten Sie besonders bei dieser puren Anwendung auf die frische Qualität der ätherischen Öle. Die Haltbarkeit ist auf den Fläschchen der Öle angegeben.

NARBEN

Bei der Wundheilung entstehende Narben sehen nicht immer schön aus. Damit Narben gut verheilen, ist es hilfreich, wundheilungsfördernde ätherische Öle wie Echten Lavendel direkt nach der Verletzung aufzutragen. Ölmischungen aus ätherischen Ölen mit fetten Pflanzenölen dürfen nur auf die geschlossene Narbe aufgetragen werden. Sie glätten die Narbe und unterstützen die Angleichung an die Hautoberfläche. Wenn mit der Anwendung eines Narbenöls auf die frische Narbe begonnen wird, ist der Erfolg am besten. Alte Narben können durch langfristige Anwendungen (bis zu 1 Jahr) flacher, blasser und weicher werden. Immortellenöl wirkt hautregenerierend und macht die Haut weich, Echter Lavendel wirkt epithelisierend, entzündungshemmend und leicht schmerzlindernd. Neroli glättet das Hautbild, Pfefferminze kühlt und hilft bei der Epithelisierung. Unter Epithelisierung versteht man die letzte Phase der Wundheilung, in der Epithelzellen die Wunde vom Rand her langsam verschließen.

Narbenöl »Regeneration«

Das brauchen Sie:

4 Tropfen Echter Lavendel
4 Tropfen Immortelle
20 ml Johanniskrautöl

So gehen Sie vor:

- Ätherische Öle mit Johanniskrautöl mischen.
- Mehrmals täglich über einen längeren Zeitraum auf die geschlossene Narbe auftragen und mit leicht kreisenden Bewegungen einmassieren.

Narbenbalsam »Cool«

Das brauchen Sie:

15 ml Sheabutter
10 ml Johanniskrautöl
3 Tropfen Pfefferminze
10 Tropfen Echter Lavendel

So gehen Sie vor:

- Sheabutter im Wasserbad schmelzen (nicht über 37 °C), dann die restlichen Zutaten dazugeben und verrühren.
- In einen Glastiegel abfüllen und im Kühlschrank über Nacht abkühlen lassen, anschließend bei Raumtemperatur lagern.
- Bei Bedarf mit einem Spatel entnehmen und auf die betroffenen Hautstellen auftragen.

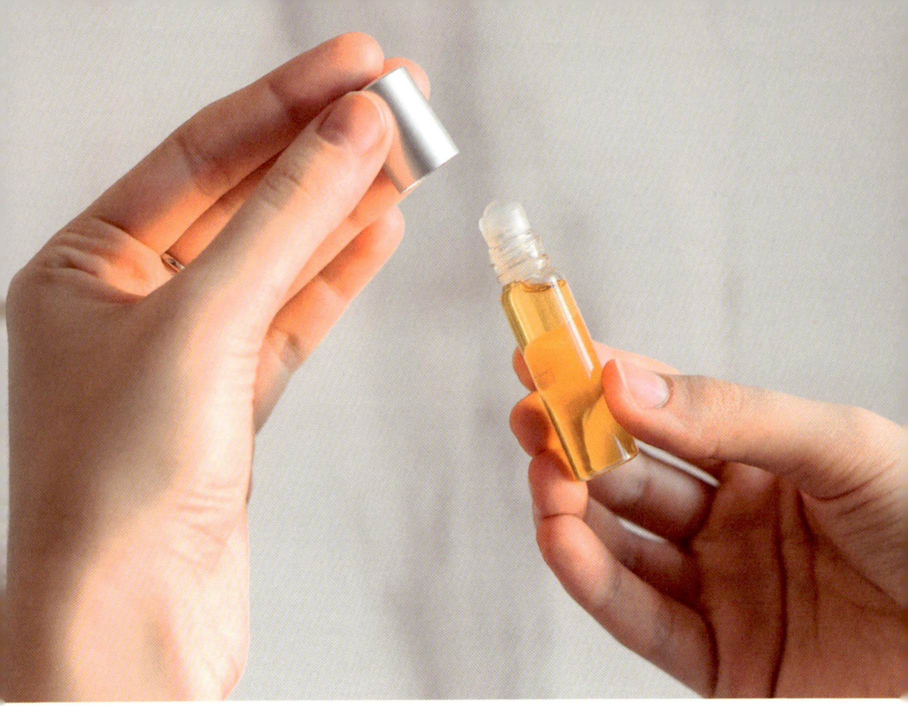

Spannungskopfschmerz

Spannungskopfschmerzen gehören, im Gegensatz etwa zu Migräne, zu den häufigsten Kopfschmerzen. Betroffene fühlen drückende, dumpfe Schmerzen am ganzen Kopf oder im Stirnbereich. Die Ursachen sind bis heute nicht eindeutig geklärt, jedoch gilt Stress als ein Auslöser.

Bei Kopfschmerzen ist das ätherische Öl der Pfefferminze besonders hilfreich. Seine schmerzlindernde Wirkung ist in Studien belegt. Dabei hat sich seine lokale äußerliche Anwendung als wirksam erwiesen. Pfefferminzöl erzeugt außerdem einen angenehmen Kühleffekt. Wichtig ist, Pfefferminzöl immer nur punktuell und nicht großflächig zu verwenden. Bewährt hat sich in diesem Zusammenhang ein Roll-on, in dem das ätherische Öl mit einem Trägeröl gemischt wird. Sollten die Kopfschmerzen mit Verspannungen im Rückenbereich zusammenhängen, helfen die ätherischen Öle Echter Lavendel und Majoran aufgrund ihrer entspannenden Wirkung.

Roll-on »Frischer Kopf«

Das brauchen Sie:
10 ml Mandelöl
3 Tropfen Pfefferminze

So gehen Sie vor:
- Mandelöl und ätherisches Pfefferminzöl in eine leere Roll-on-Flasche geben, diese verschließen und schwenken.
- Den Roll-on bei Bedarf auf Schläfen, Stirn und Nacken auftragen.

Variante

Statt Mandelöl können Sie auch Pfefferminzwasser verwenden, das den Kühleffekt des ätherischen Pfefferminzöls verstärkt.

Schulteröl »Entspannung«

Das brauchen Sie:
8 Tropfen Echter Lavendel
2 Tropfen Wintergrün
50 ml Johanniskrautöl

So gehen Sie vor:
- Ätherische Öle mit Johanniskrautöl mischen.
- Bei Bedarf auf die Schultern auftragen und sanft einmassieren.

Johanniskrautöl hat einen leicht wärmenden Effekt, Echter Lavendel entspannt und Wintergrün wirkt schmerzlindernd.

Frauenthemen

Da ätherische Öle ihre Wirkung sowohl auf den Körper wie auf die Psyche entfalten, sind sie auch in der Frauenheilkunde ideale Begleiter. Von Interesse auf diesem Gebiet sind vor allem ihre stimmungsaufhellenden, hormonmodulierenden sowie haut- und schleimhautpflegenden Eigenschaften.

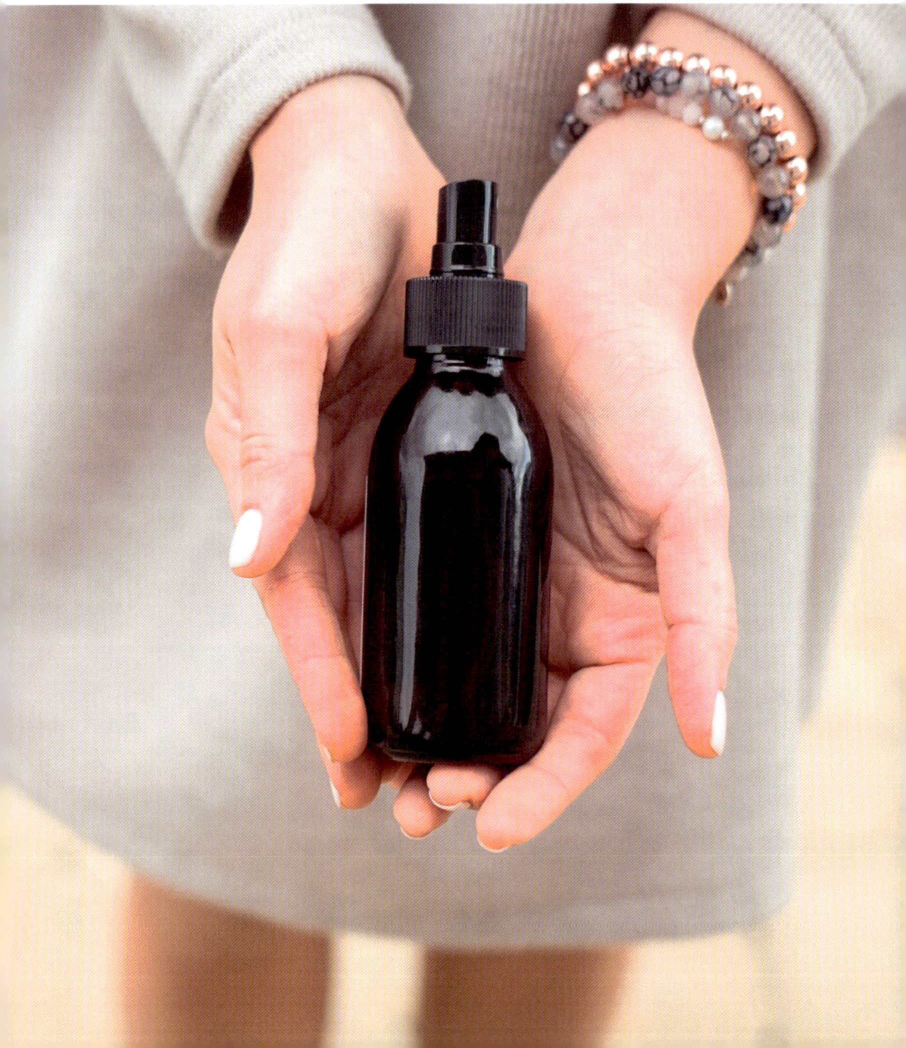

MENSTRUATIONSSCHMERZEN UND PMS

Menstruationsbeschwerden, oft von starken Bauchschmerzen begleitet, können verschiedene Ursachen haben, etwa Stress, organische Störungen oder Fehlernährung. Wichtig ist immer, dem Auslöser auf den Grund zu gehen.

Zwei Beschwerden, die im Zusammenhang mit der Periode auftreten können, sind das prämenstruelle Syndrom (PMS) und Dysmenorrhoe. PMS bezeichnet seelische und körperliche Beschwerden an den Tagen vor der Periode. Als Dysmenorrhoe wird der Menstruationsschmerz betitelt, der selten eine organische Ursache hat. Beides kann gut mit ätherischen Ölen gelindert werden. Sanfte Bauchmassagen mit Ölmischungen, die entspannende und entkrampfende ätherische Öle enthalten, oder beruhigende und schmerzlindernde Einreibungen im Lendenwirbelbereich sind hierbei hilfreich. Bei der Auswahl der Öle sollte man sich von der Nase leiten lassen und Mischungen verwenden, die einem gefallen.

PMS-Spray »Ausgleich«

Das brauchen Sie:

8 Tropfen Muskatellersalbei
5 Tropfen Neroli 10 %
8 Tropfen Orange
50 ml Rosenwasser

So gehen Sie vor:

- Ätherische Öle mit Rosenwasser mischen und auf den Körper sprühen.

Muskatellersalbei wirkt hormonell ausgleichend, Neroli harmonisiert die Sinne und Orange ist stimmungsaufhellend.

Monatsöl »Rote Welle«

Das brauchen Sie:
8 Tropfen Muskatellersalbei
5 Tropfen Neroli 10 %
8 Tropfen Zitrone
50 ml Mandelöl

So gehen Sie vor:
- Ätherische Öle in das Mandelöl mischen.
- Auf Bauch, Innenseiten der Oberschenkel und Steißbein auftragen und den Körper warm halten.

Muskatellersalbei wirkt krampflösend, Neroli ausgleichend.

Intimpflegeöl »Sanfte Pflege«

Das brauchen Sie:
2 Tropfen Neroli 10 %
50 ml Mandelöl

So gehen Sie vor:
- Ätherisches Öl mit Mandelöl mischen.
- Den Intimbereich damit einreiben.

Neroliöl wirkt hautpflegend und der Duft harmonisiert die Sinne.

Gut zu wissen

Pflegeöle mit ätherischen Ölen und fetten Pflanzenölen greifen Latexmaterialien und Kunststoffe an. Sie beeinträchtigen daher den zuverlässigen Schutz eines Kondoms oder Diaphragmas.

WECHSELJAHRE

Das Klimakterium ist ein natürlicher »Wechsel« im Leben einer Frau und durch hormonelle Umstellung gekennzeichnet. Der Beginn ist für jede Frau individuell, allgemein kann in einem Alter von 45 bis zu 60 Jahren die letzte Periode stattfinden. Die Hormonumstellung in dieser Zeit kann das allgemeine Befinden stark beeinträchtigen. Typische Beschwerden sind Hitzewallungen, übermäßiges Schwitzen in der Nacht und Stimmungsschwankungen. Ein beliebtes ätherisches Öl während der Wechseljahre ist Muskatellersalbei, das hormonmodulierend und entspannend wirkt. Außerdem sind die stimmungsaufhellenden Zitrusschalenöle empfehlenswert. Auch hier sollte bei der Wahl der Düfte auf die eigene Nase vertraut werden.

Massageöl »Stimmungshoch«

Das brauchen Sie:

4 Tropfen Muskatellersalbei
3 Tropfen Orange
4 Tropfen Zitrone
50 ml Mandelöl

So gehen Sie vor:

- Ätherische Öle mit Mandelöl mischen.
- Auf Bauch und Lendenwirbelbereich auftragen und sanft einreiben.
- Über einen längeren Zeitraum morgens und abends anwenden.

Badesalz »Entspannung«

Das brauchen Sie:

5 Tropfen Echter Lavendel
3 Tropfen Neroli 10 %
5 Tropfen Orange
3 EL Meersalz oder Sahne

So gehen Sie vor:

- Ätherische Öle mit Lösungsvermittler (Meersalz oder Sahne) mischen und in das einfließende Badewasser geben.
- Zur Entspannung am Abend vor dem Schlafengehen anwenden.

Waschung »Frische«

Das brauchen Sie:

1 Tropfen Pfefferminze
1 EL Meersalz
0,5 l lauwarmes Wasser

So gehen Sie vor:

- Ätherisches Öl mit Meersalz mischen, in das Wasser geben und verrühren.
- Bei starken Hitzewallungen und Schweißausbrüchen mit einem Waschlappen auf den betroffenen Körperstellen anwenden. Wichtig ist, wirklich nur Teilbereiche und nicht den ganzen Körper zu waschen, da ätherisches Pfefferminzöl einen starken Kühleffekt erzeugt.

Tipp

Bei Hitzewallungen auf scharfes Essen, zu viel Alkohol oder Kaffee besser verzichten. Sie können dadurch verstärkt werden.

SCHWANGERSCHAFT

Die Schwangerschaft ist eine aufregende Zeit, die mit körperlichen und seelischen Veränderungen einhergeht. Viele Frauen werden in dieser Zeit achtsamer und fragen sich, was ihnen selbst und dem Baby guttut. Ätherische Öle sind, richtig dosiert und angewendet, wunderbare Begleiter für werdende Mamas. Sie pflegen sanft und bringen Körper und Psyche ins Gleichgewicht.

Mamas-Babybauch-Öl

Das brauchen Sie:

8 Tropfen Neroli 10 %
8 Tropfen Orange
45 ml Mandelöl
5 ml Weizenkeimöl

So gehen Sie vor:

- Ätherische Öle mit fetten Pflanzenölen mischen und den Bauch damit sanft einreiben.

Die Einreibung hält die Haut elastisch, beugt Dehnungsstreifen vor und hebt die Stimmung.

Riechstift »Anti-Übelkeit«

Das brauchen Sie:

2 Tropfen Zitrone

So gehen Sie vor:

- Ätherisches Öl auf das Vlies im Riechstift geben und diesen verschließen.
- Bei Bedarf am Duft schnuppern.

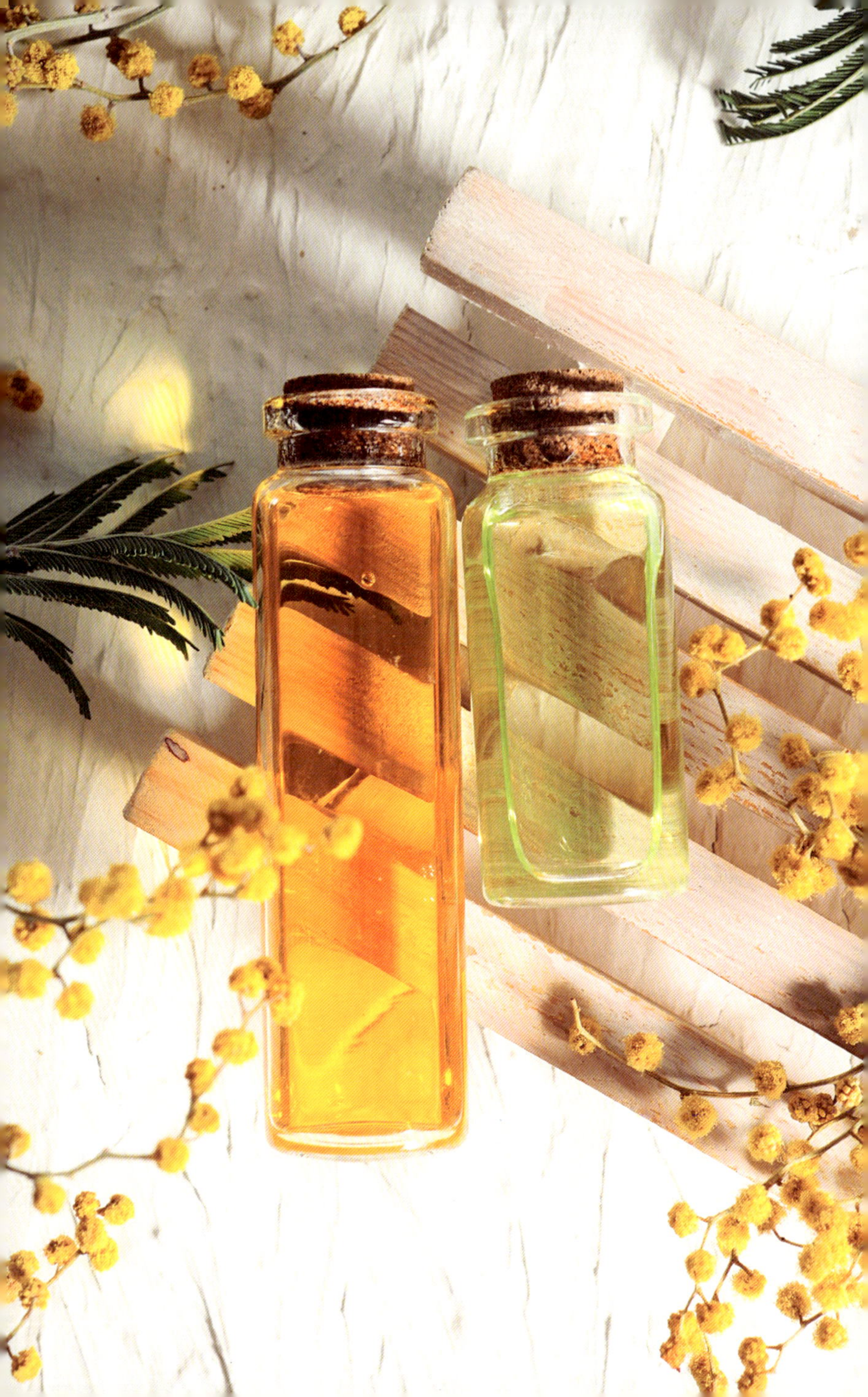

Literaturverzeichnis

Beier, C., Demleitner, M., Hamm, D., Danner, H.: **Aromapraxis Heute. Ätherische Öle – Wirkung – Anwendung**. Elsevier, 2022.

Braunschweig, R. von, Klee, J. S.: **Gesund im Mund. Warum eine biologische Mund- und Zahnpflege nachhaltig unsere Gesundheit stärkt**. Joy Verlag, 2022.

Herber, S.: **Basics: Ätherische Öle. Grundwissen, Aromapflege-Mischungen & Co.** Joy Verlag, 2. Auflage 2019.

Keller, V., Leube, A., Merbele, J.: **So duftet Glück. Natürlich durchs Leben mit ätherischen Ölen**. Knaur, 2019.

Steflitsch, W.: »Inhalationen mit ätherischen Ölen bei obstruktiven und infektiösen Atemwegserkrankungen«, in: **Fachzeitschrift Forum. Aromatherapie, Aromapflege, Aromakultur.** Ausgabe 44, 2014.

Thumm, A., Kettenring, M.: **Ätherische Öle in der Erkältungszeit. Schnelle Hilfe bei Husten, Schnupfen und grippalen Infekten**. Joy Verlag, 2020.

Thumm, A., Kettenring, M.: **Zitrusdüfte. Die Heilkraft der ätherischen Öle von Orange, Zitrone, Limette & Co.** Joy Verlag, 2021.

Trunzer, J.: **Natürlich Mama. Sanfte Aromatherapie für Schwangerschaft, Geburt und Babyzeit.** Joy Verlag, 2022.

Uhlemayr, U.: **Wickel & Co. Bärenstarke Hausmittel für Kinder.** Urs-Verlag, 26. überarbeitete Auflage 2021.

Zimmermann, E.: **Aromatherapie für Pflege- und Heilberufe. Kursbuch für Ausbildung und Praxis**. Haug, 6. Auflage 2018.

ONLINE-ARTIKEL

https://schmerzklinik.de/pfefferminzoel-bei-spannungskopfschmerzen

https://www.weleda.de/magazin/gesundheit/haemorrhoiden

https://www.carstens-stiftung.de/artikel/es-liegt-was-in-der-luft-ein-schutzbringender-duft/

https://www.efsa.europa.eu/de/press/news/120606

Dank

Bedanken möchte ich mich bei allen Menschen, die dieses Buch möglich gemacht und mich auf dem Weg zum fertigen Buch unterstützt haben. Danke an meine Kolleg*innen und an Yvonne fürs Korrekturlesen. Vielen Dank, Ramona Kapp, für die gute Organisation vonseiten des Herbig Verlags. Für das wundervolle Lektorat und die tolle Zusammenarbeit bedanke ich mich bei Michaela Zelfel. Auch das Feedback aller Produkttesterinnen war sehr wertvoll für mich, genauso wie die Unterstützung durch Johannes und meine Familie. Meine Kinder in guten Händen zu wissen, war ein wichtiger Teil bei der Entstehung des Buchs, deshalb ein großes Dankeschön an Lindi, Mama, Papa und Carina.

Julia

Bildnachweis

Mit 38 Farbfotos von Shutterstock.

Impressum

Umschlaggestaltung von Gramisci Editorial Design, München/Stefanie Wawer unter Verwendung eines Farbfotos von gettyimages, Elena Noviello (Cover) und 6 Farbfotos von Shutterstock.

Alle Angaben in diesem Buch erfolgen nach bestem Wissen und Gewissen. Sorgfalt bei der Umsetzung ist indes dennoch geboten. Der Verlag und der Autor übernehmen keinerlei Haftung für Personen-, Sach- oder Vermögensschäden, die aus der Anwendung der vorgestellten Materialien, Methoden oder Informationen entstehen könnten.

Unser gesamtes Programm finden Sie unter **kosmos.de/herbig**

MIX
Papier | Fördert gute Waldnutzung
FSC® C023164
FSC www.fsc.org

Gedruckt auf chlorfrei gebleichtem Papier

ISBN 978-3-96859-053-0
Projektleitung: Ramona Kapp
Redaktion: Michaela Zelfel
Gestaltungskonzept: Gramisci Editorial Design, München/Stefanie Wawer
Satz: PER MEDIEN & MARKETING GmbH, Braunschweig/Stefanie Oeft
Produktion: Vanessa Frömmig
Druck und Bindung: Longo AG
Printed in Italy/Imprimé en Italie